민속한방의학으로 관절염치료에 쓰이는 토종 약재들

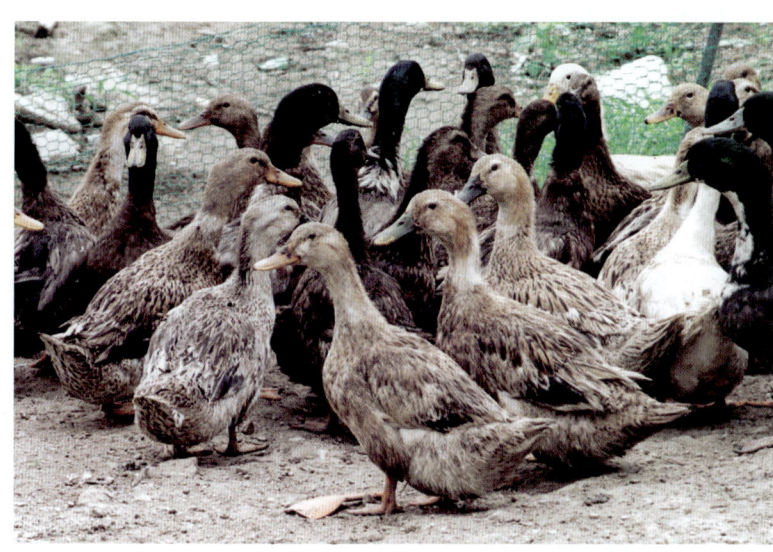

◉ **유황약오리**
오리에 유황과 옻나무 껍질을 비롯한 한약재를 먹여 키운 것으로 해독기능과 보양효과가 좋습니다.

◉ **조선소나무**
소나무의 모든 부분이 인체에 도움이 되지만 특히 동쪽으로 뻗은 토종 소나무 뿌리는 어혈을 풀어주고 특히 여자들의 산후통과 관절염, 신경통에 효과가 좋습니다.

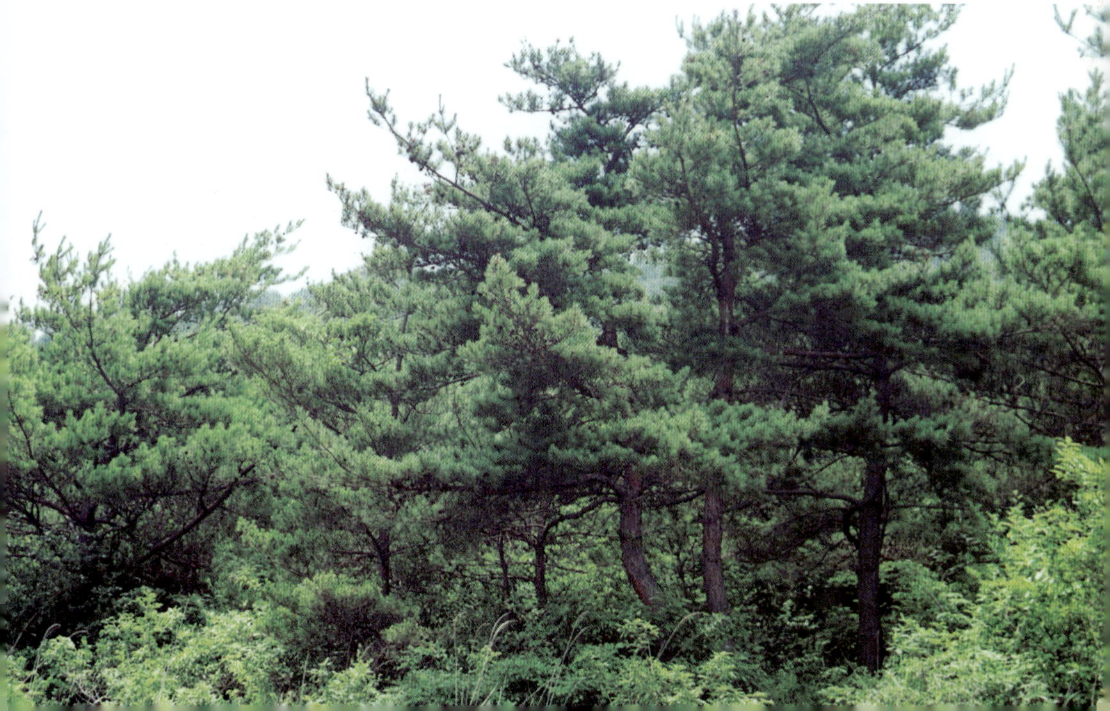

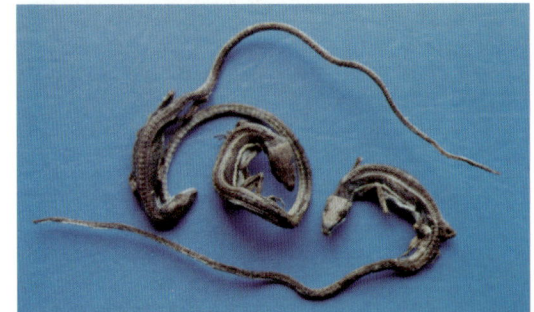

● 석룡자
뛰어난 보양제로 폐와 신을 보하며 암환자의
건강 회복에 효과적이며 디스크, 관절염에 좋은 약재입니다.

● 흰 오골계
보양효과가 좋으며 오골계란과 고백반을 이용하여
난반을 만들어서 각종 암과 염증 치료제로 쓰입니다.

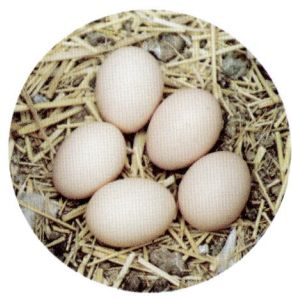

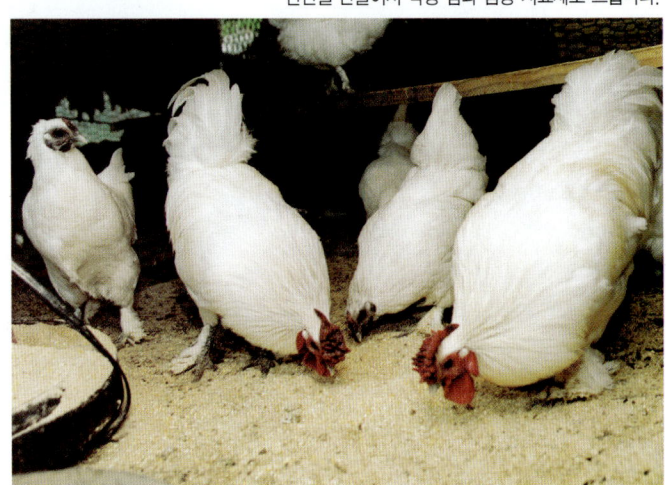

● 오골계란
각종 염증과 종양에 치료제로 쓰이는
난반을 만드는 데 없어서는 안 될,
중요한 재료입니다.

● 일엽초
주로 바위나 나무 위에서 자라며 독을 풀어주고, 염증을 삭이며 오줌을 잘 누게 하고 출혈을 멎게 하는 작용을 합니다.

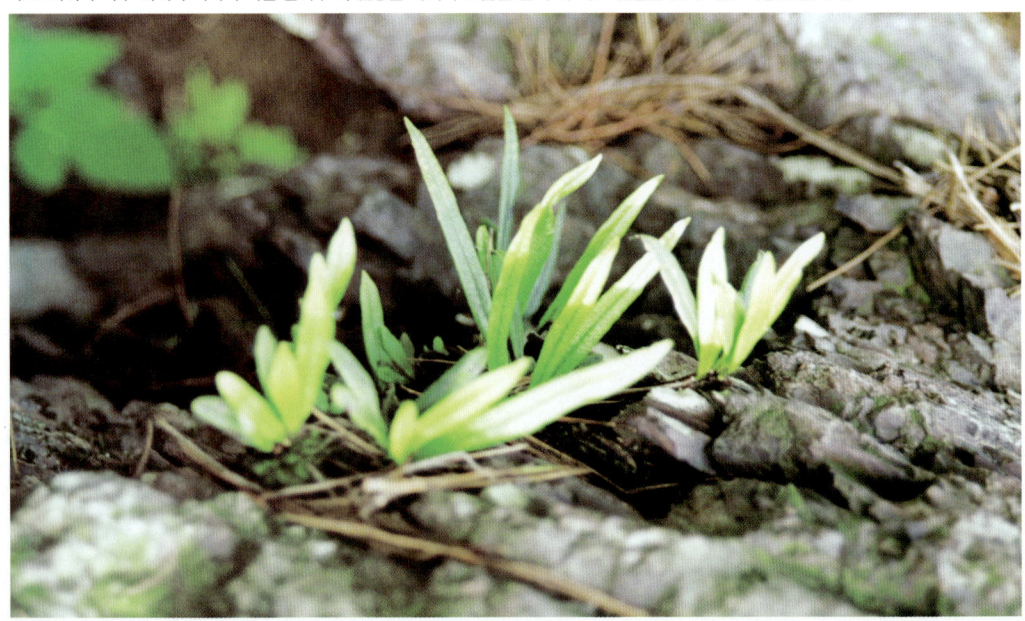

◐ **토종오이**
해독력이 뛰어나며
특히 화상을 입었을 때
즙을 내어 마시고 바르면
화독이 풀리며
회복이 빠릅니다.

◐ **하수오**
흰머리가
검어진다는
보양제로
쓰이며 허리와
무릎에 힘이
없는 데도
효과적입니다.

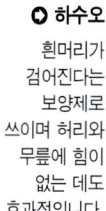

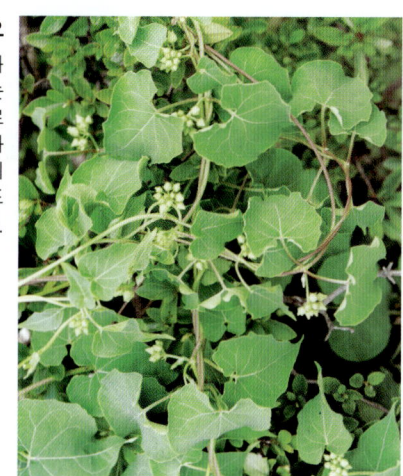

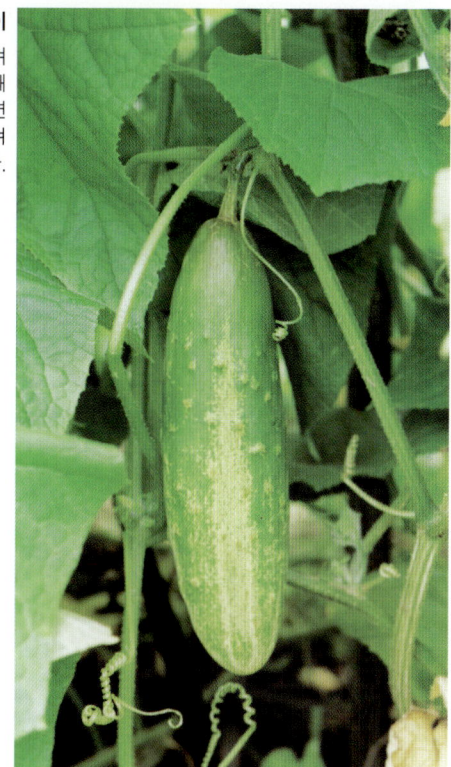

◐ **복분자**
7월 중순부터 8월초까지 열매가 익으며 보양효과가 좋습니다.

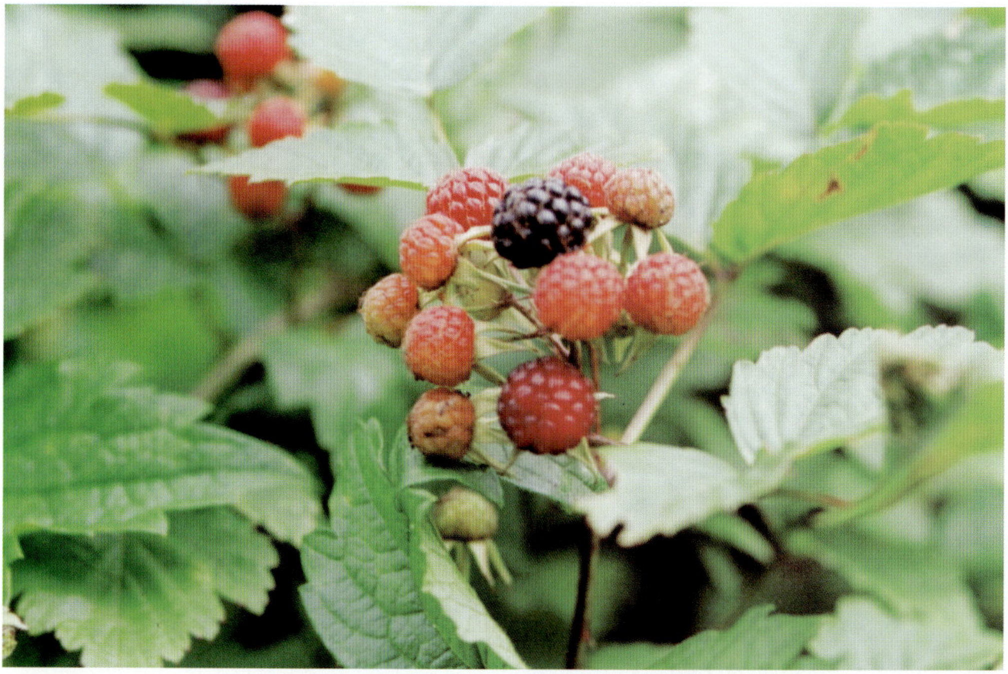

◐ 밭마늘
보양효과가 뛰어나며 항염, 항암효과가 있어서 적절히 활용하면 각종 환자의 건강회복은 물론, 일반인의 건강유지에도 효과적입니다.

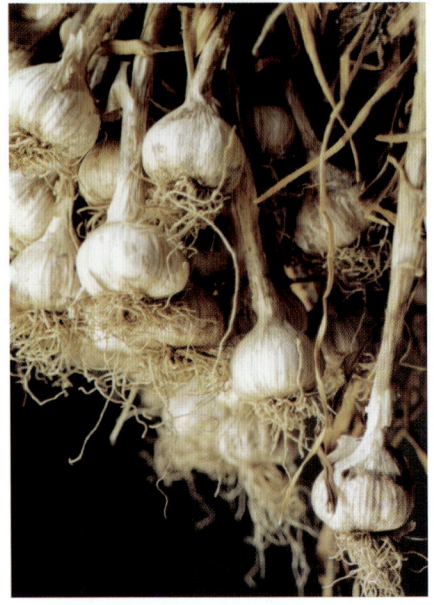

◐ 연
주로 뿌리를 식용으로 활용하며 체질을 개선하는 데 효과적입니다. 특히 피가 잘 멎지 않는 데 연뿌리 즙을 내어 마시면 효과적입니다.

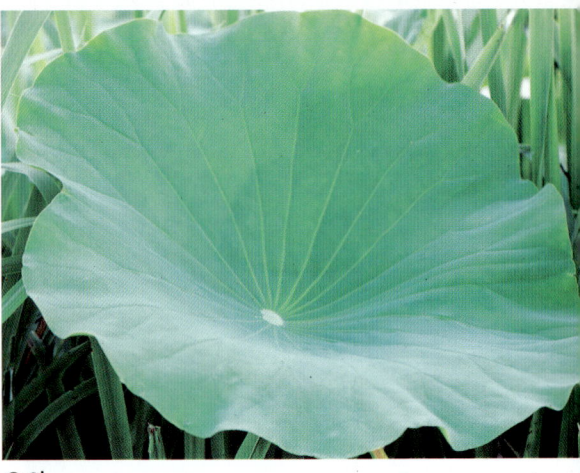

◐ 호도
쌀물에 삶아서 기름을 내어 사용하며 각종 기침, 폐렴, 천식 등에 효과가 좋습니다.

◐ 백봉숭아
굳은 것을 풀어주는 효과가 있으며 신장결석, 요도결석에 효과적이며 요통, 신경통에도 쓰입니다.

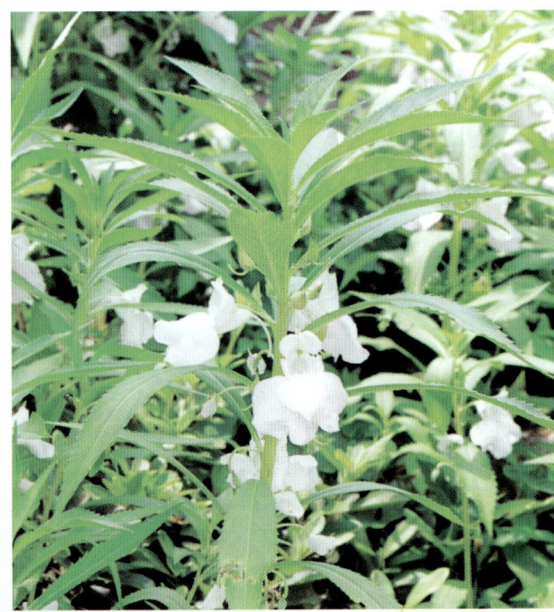

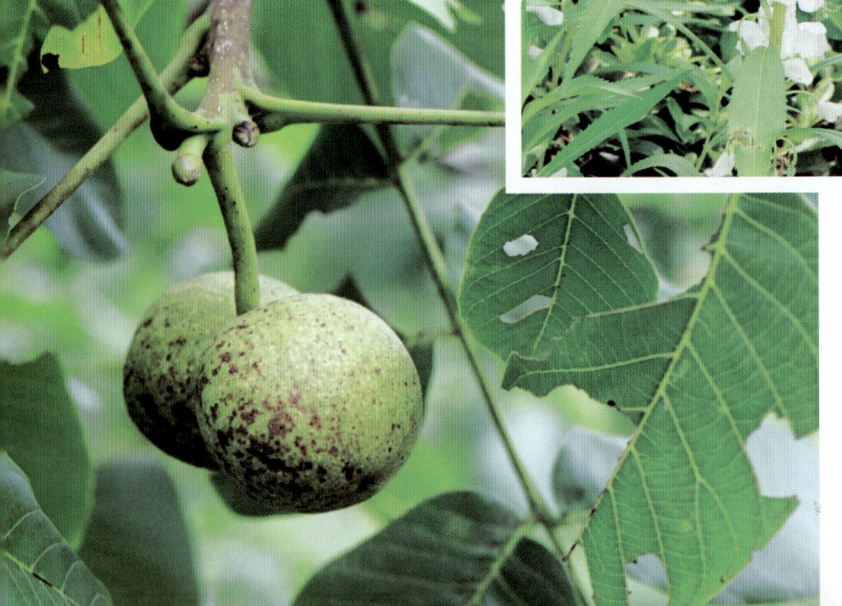

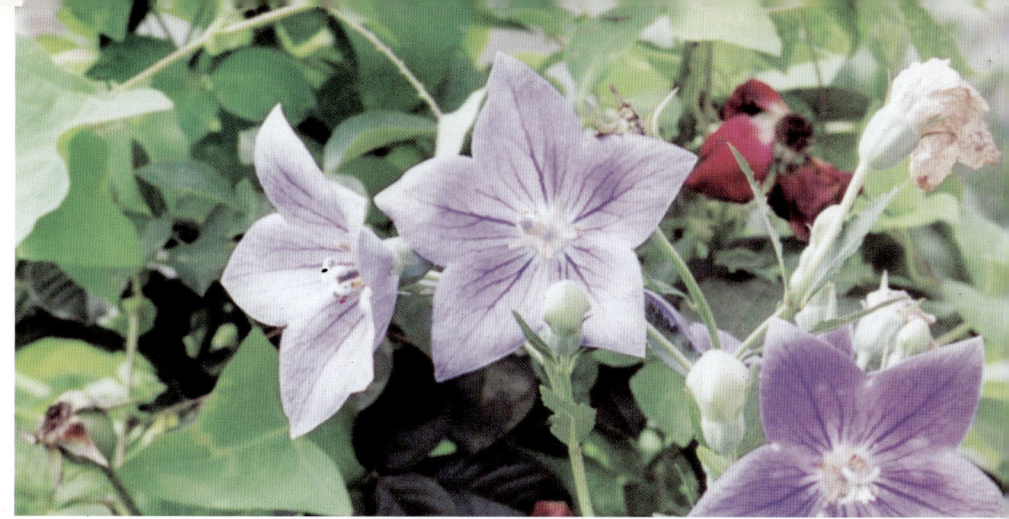

○ 길경(도라지)
사포닌 성분이 많아서 가래를 삭이고 염증을 없애는 작용을 합니다.

○ 청미래덩굴
주로 뿌리를 약재로 사용합니다. 각종 독을 푸는 데 효과가 있으며 뼈마디가 아픈 데, 관절염에도 쓰입니다.

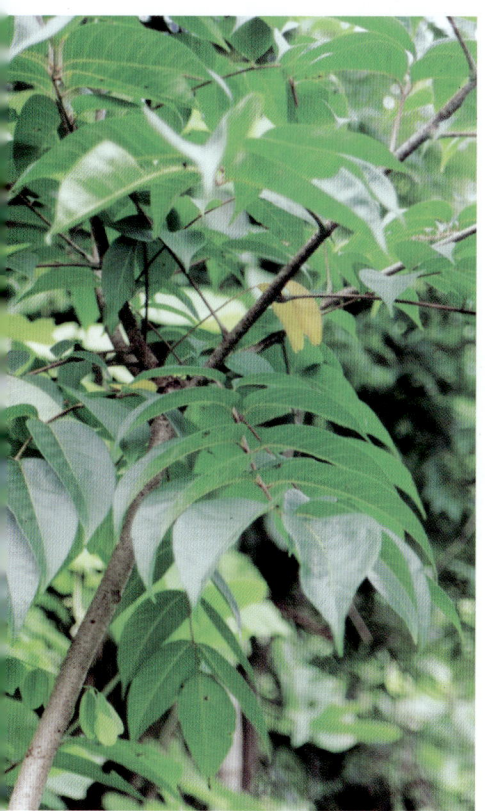

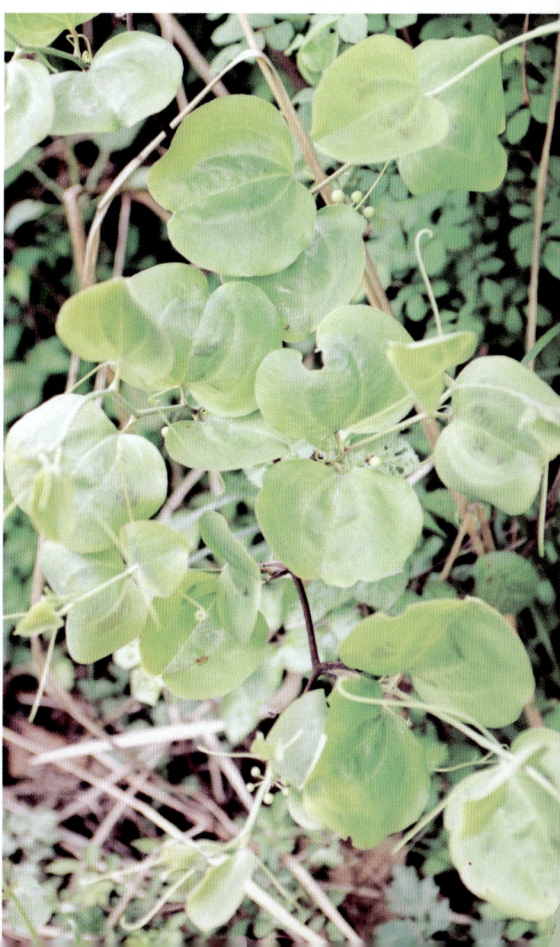

○ 참 옻나무
뱃속이 냉한 사람에게 효과적이며 주로 옻껍질을 닭에 넣고 삶아서 먹으며 옻이 많이 타는 사람은 옻껍질을 분말하여 오리에게 먹여서 오리를 이용하면 효과적입니다.

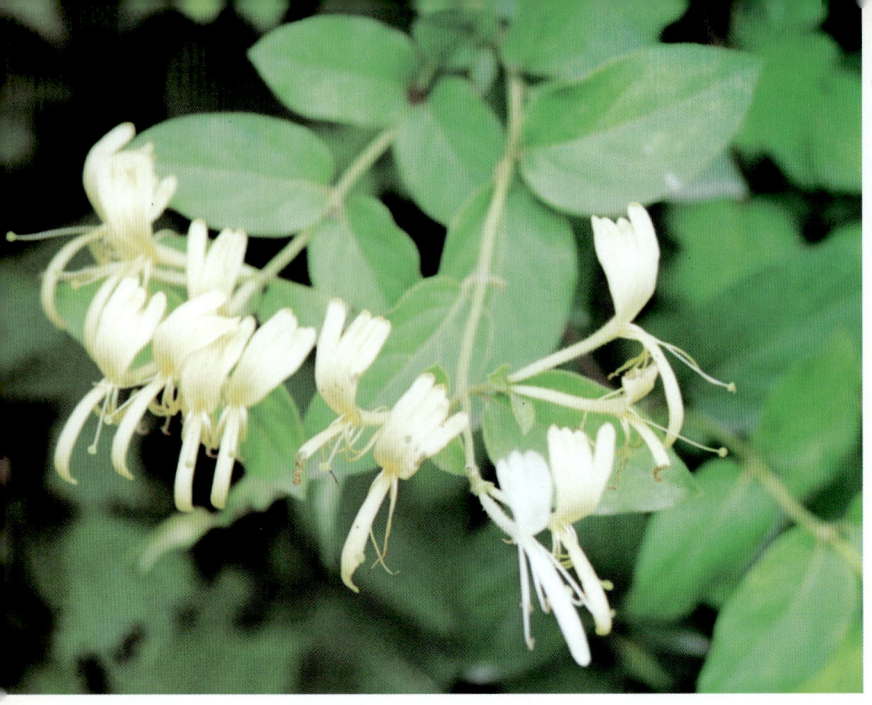

◐ 인동꽃
면역부활작용, 억균작용, 염증없애기작용, 항암작용 등을 하는 것으로 알려져 있습니다.

◐ 참마(산약)
신장과 방광기능 회복에 효과적이며 몸이 허약한 데 쓰입니다.

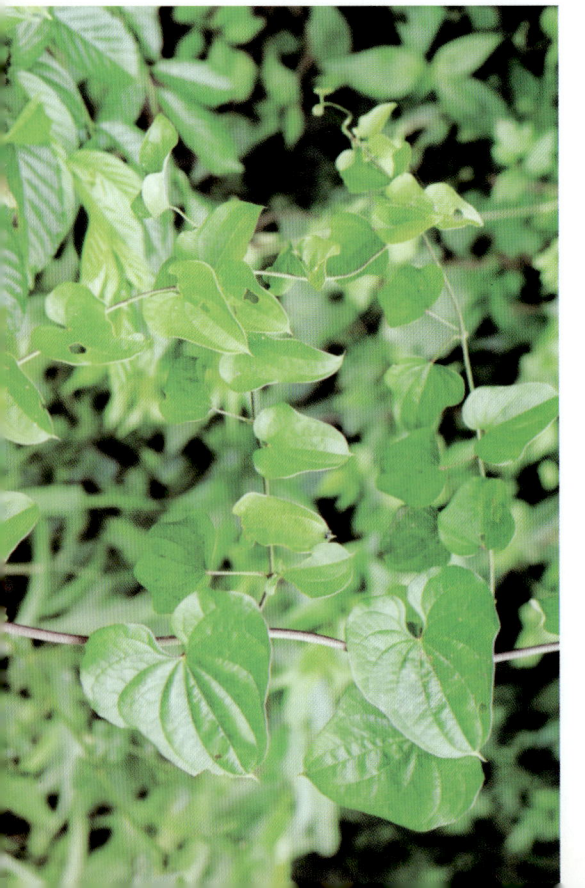

◐ 질경이
길가에서 주로 자생하며 간염, 신장염, 관절염 기침, 가래, 설사, 변비, 구토에도 쓰입니다. 씨앗은 신장, 방광계 질환에 유용하게 사용됩니다.

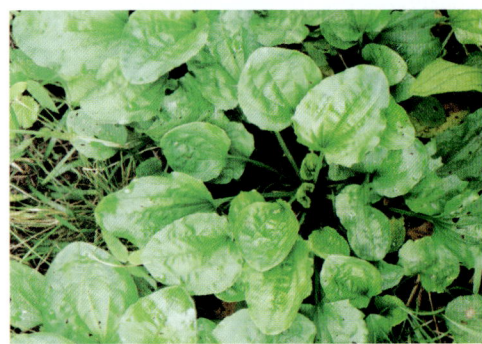

◐ 백강잠
억균작용, 항암작용을 하며 각종 암과 중풍, 관절염, 디스크 등에 쓰입니다.

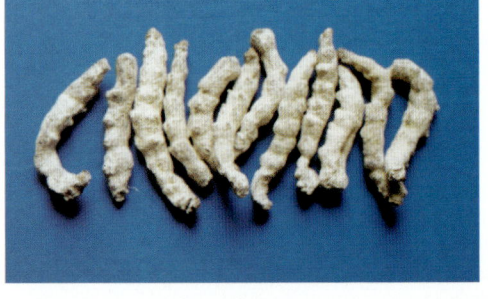

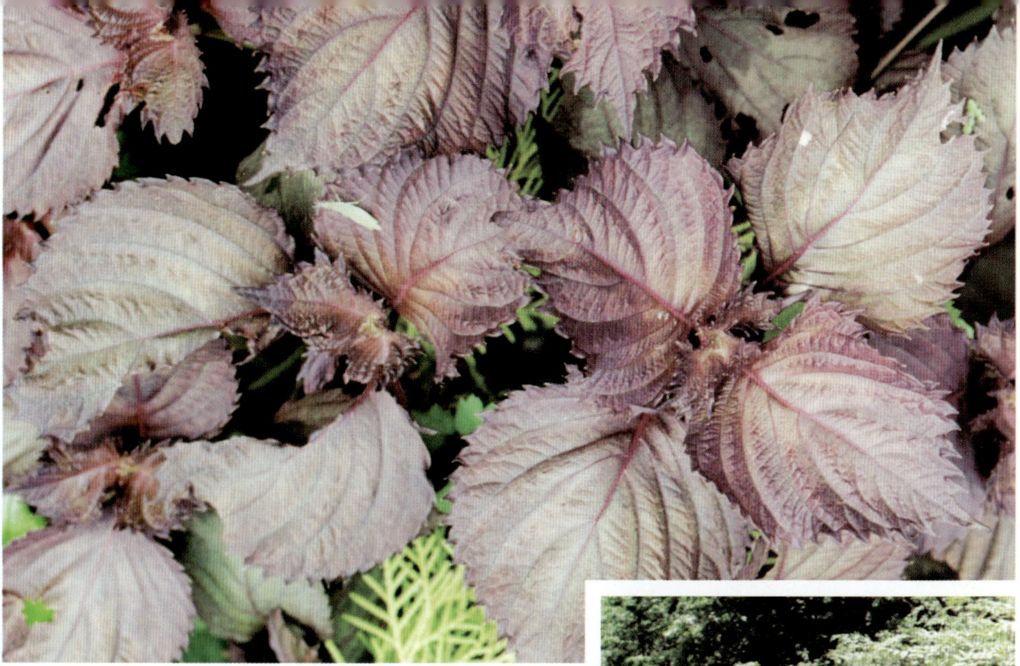

❂ 차조기
잎은 향이 좋아서 식욕을 돋우는 채소로도 사용하며
염증없애기작용과 혈액순환을 좋게 하고 소화기능을 높여줍니다.

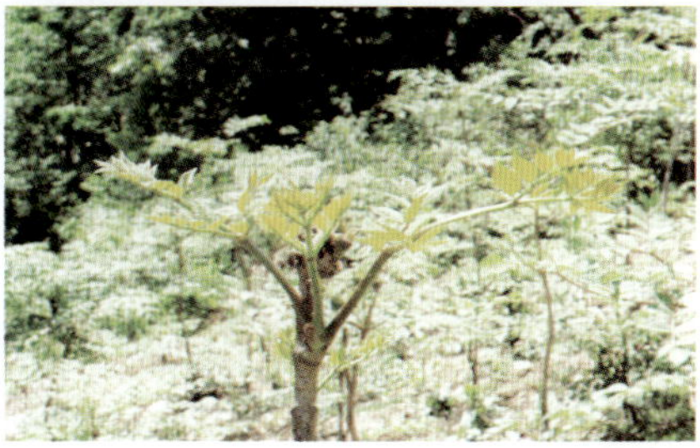

❂ 두릅나물
체질을 개선하고 보양효과가 있으며
주로 삶아서 활용합니다.

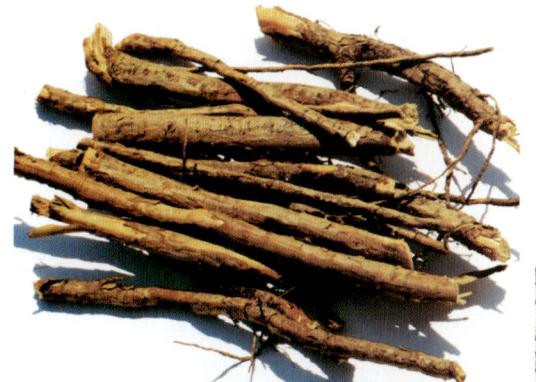

❂ 솔뿌리
동쪽으로 뻗은 토종 소나무 뿌리는
어혈을 풀어주고 산후통, 관절염, 신경통에 효과적입니다.

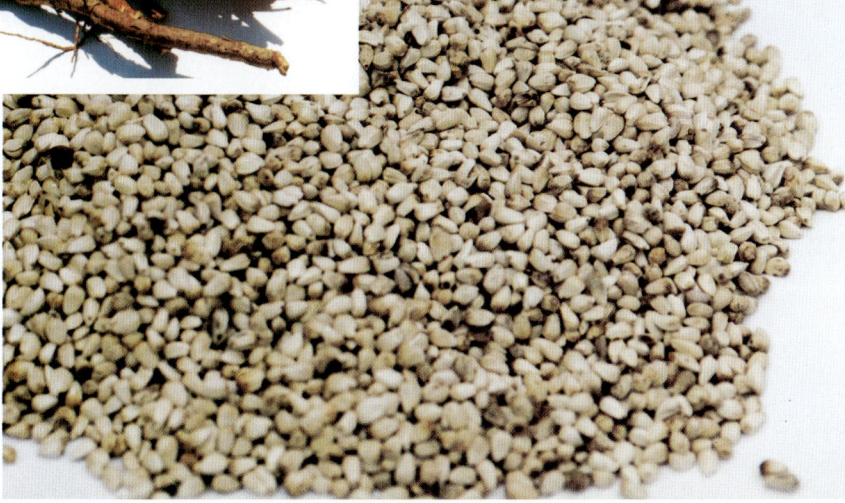

❂ 홍화씨
홍화씨는 뼈의
골절, 골다공증
등에 쓰이며
국산이 외국산에
비해 효과적입니다.

◐ 간접뜸을 뜨는 재료들

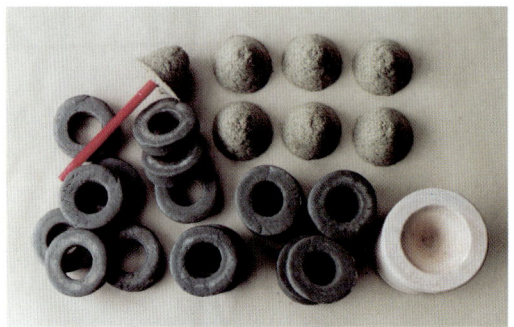

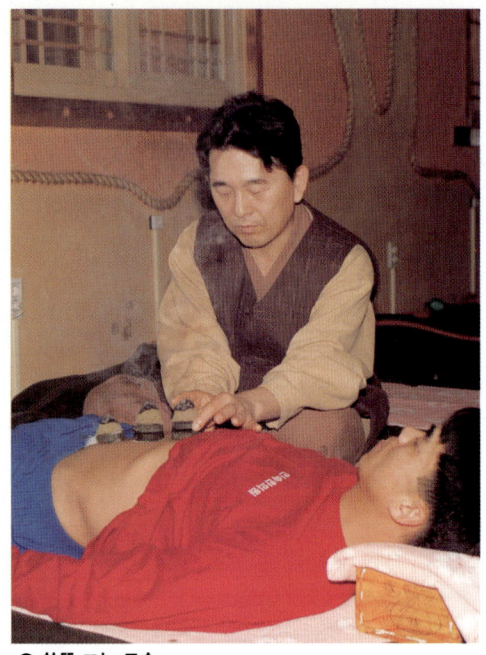

◐ 쑥뜸 뜨는 모습

쑥뜸은 몸을 따뜻하게 하고 혈액 순환을 촉진시키고 소화력을 향상시키며 체내 면역력을 높여줍니다.

◐ 전주 민속한의원

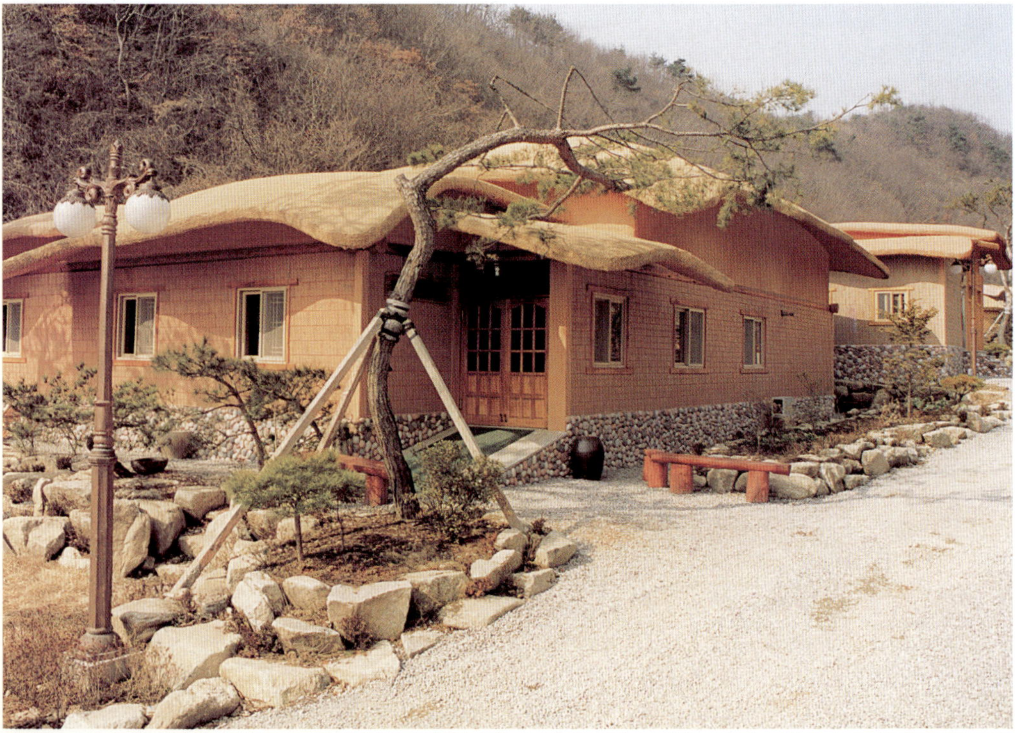

민속한방의학으로
관절염을 이겨내는 방법

민속한방의학으로
관절염을 이겨내는 방법

펴낸날 | 2000년 10월 10일 초판 1쇄
         2002년 10월 15일 개정판 1쇄
지은이 | 박천수 · 김태헌
펴낸이 | 이태권
펴낸곳 | 태일출판사
         서울시 성북구 성북동 178-2 (우)136-020
         전화 | 745-8566~7 팩스 | 747-3238
         e-mail | taeil@dreamsodam.co.kr
         등록번호 | 제6-58호
기   획 | 박지근, 이장선
편   집 | 김효진, 가정실, 구경진, 마현숙
미   술 | 김미란, 이종훈, 이성희
본부장 | 홍순형
영   업 | 박종천, 박성건, 이도림
관   리 | 유지윤, 안찬숙, 장명자

ⓒ 박천수, 김태헌 2002
ISBN 89-8151-137-3 03510

● 책 가격은 뒤표지에 있습니다.

민속한방의학으로
관절염을 이겨내는 방법

박천수 · 김태헌 지음

태일출판사

머리말

그동안 보여주신 많은 독자들의 성원에 감사드리며 『민속한 방의학으로 관절염을 이겨내는 방법』의 개정판을 다시 출간하게 되었습니다. 지난번 책 출간 이후 진료를 해오면서 느꼈던 부족한 점과 독자분들의 고귀한 조언을 참고하여 누구나 쉽게 활용할 수 있도록 노력하였습니다.

관절염, 신경통, 산후통 등 신경계 질환은 고통을 수반하는 동시에 환자 본인은 물론이고 가족에게도 정신적 · 경제적 고통을 안겨 줍니다. 일정 기간 치료를 하면 효과를 거두기도 하지만 경우에 따라서는 장기 치료를 해도 증상이 좋아지지 않습니다.

이러한 신경계 질환은 다른 어떤 질환보다도 병에 걸릴 확률이 높아 많은 사람들이 고통스런 삶을 살고 있습니다. 저희는 관절염을 비롯한 신경계 환자를 치료해 오면서 그동안 나름대로 성과를 거두어 왔으며 이러한 증상으로 고생하는 많은 환자들이 책을 읽어 보고 활용할 수 있도록 수록하려고 노력하였습니다. 다음에 소개되는 한방약물 처방은 관절염, 산후통, 디스크, 루푸스, 통풍, 견비통, 신경통 등 신경계의 질환에 같이 사용할 수 있는 처방으로 한약만으로도 상당한 효과를 거둘 수 있습니다. 한방약물 처방 외에 여러 요법은 각종 질환의 치료에 많은 도움을 줄 뿐 아니라 건강한 생활을 유지하기 위해서 우리가 알아야 할 중요한 사항이기 때문에 수록하였습니다.

체질에 알맞는 식이요법은 내 몸에 알맞은 식품을 섭취함으로써 음식의 체내 흡수력을 높여 주고, 약차 역시 체질을 개선하여 면역기능을 살려 주며, 쑥뜸은 소화력 향상을 비롯한 모든 질환의 치료에 아주 중요한 역할을 합니다. 죽염·마늘 요법도 해독과 병에 대한 저항력과 보양효과를 겸합니다. 녹즙도 체질 개선에 좋으며 솔잎땀과 쑥탕목욕은 체내 오염물질의 체외 배출과 혈액순환을 돕는 기능을 합니다. 수맥이 건강에 미치는 영향 역시 우리가 알아야 될 부분이며, 적절한 운동도 건강 유지를 위해서는 필수적으로 행해야 될 분야입니다. 발 주무르기는 예로부터 건강 유지 및 질병치료에 활용하여 많은 효과를 거두고 있으며 비용도 안 들이고 누구나 할 수 있는 온가족의 건강요법입니다. 단전호흡은 선조들의 무병장수법으로 우리가 평소 활용을 제대로 한다면 정신과 육체 건강을 동시에 다스릴 수 있을 것입니다. 항문 조이기 또한 아무나 할 수 있으며 소화력 향상, 치질 예방, 변비 등 장내 질환 해소, 요실금 증상 개선, 정력 강화 등에 많은 효과가 있습니다.

　우리 몸의 각종 질환은 농약과 비료를 지나치게 많이 사용하여 생산한 곡식이나 과일·채소의 섭취, 물·공기의 오염, 가공식품 속에 포함된 색소와 방부제의 체내 누적, 항생물질, 성장제 등으로 기른 고기류의 과다 섭취와 다변화된 사회에서의 과도한 스트레스 등에 의해 인체의 면역력이 약해져서 오는 것이 대부분입니다. 그러므로 체질을 바꾸고 병증에 알맞은 치료방법을 통해 치료하고 평소 건강관리를 꾸준히 하면 어떠한 질병도 우리 몸에 가까이 올 수 없을 것입니다.

　다시 한 번 말씀드리건대 이 책에 소개되는 한방약물 처방만으로도 병증이 깊지 않은 본문에 소개된 질환의 치료에는 많은 효과를 거둘 수 있습니다. 물론 병증이 심한 환자는 한방약물 요법 외에 활용이 가능한 여러 요법을 적절히 활용하셔야 합니다. 다만 여기 소개되는 방법들은 우리가 알아야 할 소중한 요법으로서 건강 회복에 도움이 됨은 물론 무병장수를 추구하는 우리 삶에 아주 적절한 방법들이니 참고하시기 바라며 모든 독자 여러분의 가정에 건강과 행운이 가득하시길 기원합니다.

　끝으로 이 책을 출간하기까지 많은 도움을 주신 태일출판사 이태권 사장님과 직원 여러분께 감사드립니다.

2002년 10월
전주 모악산 민속 한의원에서
지은이 박천수, 김태헌

차례

머리말 — 4

첫째 마당
각종 질환의 증상과 원인

류머티스성 관절염 — 15
　류머티스성 관절염의 증상 — 16
　류머티스성 관절염의 원인 — 18
　류머티스성 관절염과 골관절염의 다른 점 — 21

퇴행성 관절염 — 23
　퇴행성 관절염의 원인 — 24
　퇴행성 관절염의 진행과정 — 25
　퇴행성 관절염의 증상 — 26

신경통 — 29

    말초신경에 생기는 통증 — 29
    신경통의 증상 — 32
    신경통의 원인 — 35
    신경통의 종류와 증상 — 36

산후통 — 40

    산후통의 증상 및 원인 — 40
    산후통의 분류 — 44
    산후통 예방하기 — 46

허리 디스크 — 49

    디스크의 구조와 역할 — 49
    30, 40대 남자에게 많이 걸리는 병 — 51
    디스크의 증상 — 53

견비통 — 57

    견비통의 원인 및 증상 — 57

통풍 — 59

    통풍의 원인 — 61

루푸스 — 63

    루푸스의 원인 — 64
    루푸스의 증상 — 64

둘째 마당
여러 증상을 다스리는 종합요법

한방약물 요법 — 69

한약 달이기 — 72
약물보관 방법 — 72

백강잠, 석룡자 법제요령 — 72

약물 마시는 방법 — 73
좋은 약재를 구하는 방법 — 74

체질에 알맞는 식이요법 — 75

혈액형에 의한 체질분류 방법 — 76
O링 테스트 — 78
많이 활용해야 할 식이요법 — 84

약성을 높인 된장, 간장 만드는 방법 — 85

오리탕과 다슬기탕 만드는 방법 — 87

건강식사 조절방법 — 88

약차요법 — 90

약차 마시는 방법 — 91

약차 만드는 방법 — 92

쑥뜸요법 — 93

난치병 치료에 간접뜸이 좋은 이유 — 96

    뜸 뜨는 데 필요한 재료 ── 97
    뜸 뜨는 방법 ── 100
    뜸을 뜰 때 조심해야 할 것들 ── 101
    쑥뜸 혈자리 ── 103
    증상별 쑥뜸 혈자리 ── 103

죽염요법 ── 110

    죽염의 기원 ── 110
    죽염 만드는 방법 ── 111
    죽염이 약이 되는 원리 ── 112
    죽염 먹는 방법 ── 115

마늘요법 ── 117

    마늘 익히는 방법 ── 118
    마늘 먹는 방법 ── 118
    마늘의 기원 및 효능 ── 120

녹즙요법 ── 124

    체질별 흡수력이 높은 녹즙재료 ── 125
    녹즙 마시는 방법 ── 126

솔잎땀 내기 요법 ── 127

    솔잎땀의 효과 ── 127
    솔잎땀 내는 방법 ── 128

쑥탕목욕 요법 ── 129

수맥과 건강 ── 131

    수맥이 의심되는 주거·사무실 ── 132
    수맥을 알아내는 방법 ── 133

적절한 운동 ── 136

발 주무르기 — 138

항문 조이기 — 146

단전호흡 — 147

    단전호흡의 효과 — 148
    단전호흡 수련에 임하는 자세 — 149
    단전호흡 수련방법 — 150

셋째 마당
약차 재료 및 산야초의 종류와 효능

느릅나무 뿌리껍질 — 189 / 겨우살이 — 192 /
부처손 · 바위손 — 195 / 으름덩굴 — 197 /
짚신나물 — 199 / 오갈피나무 — 201 / 산죽 — 204 /
화살나무 — 206 / 어성초 — 209 / 삼백초 — 211 /
백화사설초 — 212 / 쑥 — 213 / 머위 — 216 /
돌나물 — 218 / 달래 — 220 / 냉이 — 222 /
취나물 — 224 / 민들레 — 226

특별 부록
관절염환자 건강 회복 사례

참고문헌 — 245

첫째 마당

각종 질환의 증상과 원인

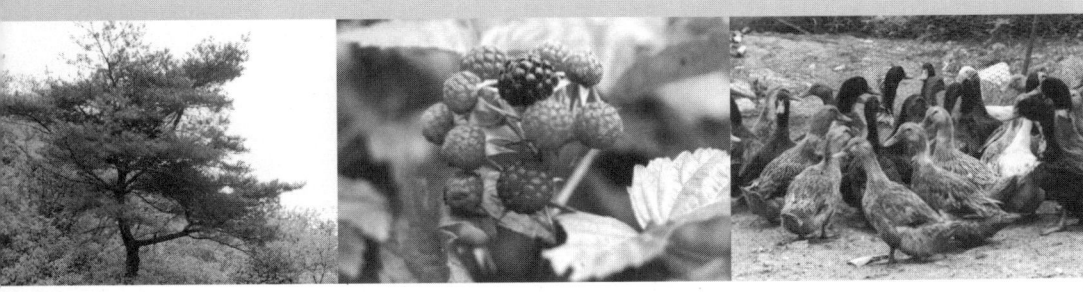

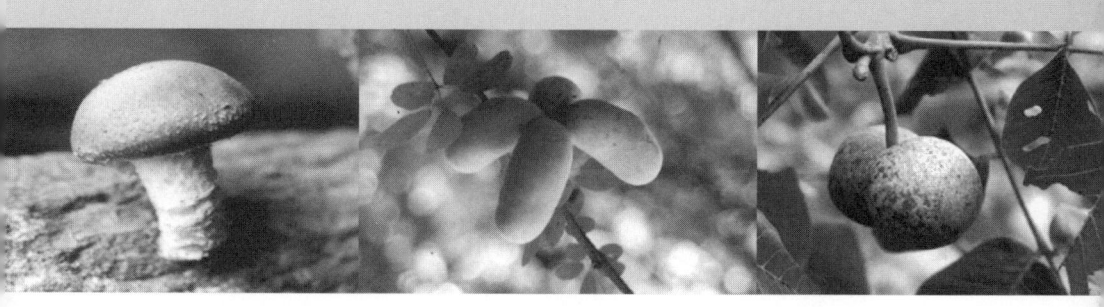

류머티스성 관절염 / 퇴행성 관절염 / 신경통 / 산후통 / 허리 디스크 / 견비통 / 통풍 / 루푸스

14 각종 질환의 증상과 원인

류머티스성 관절염

　류머티즘(Rheumatism)은 희랍어의 '흐른다'라는 뜻에서 나온 말입니다. 옛사람들은 병독이 몸 속을 흘러다니다가 몸의 어느 부위에 멈추어서 통증을 일으키거나 붓게 하는 것이라고 생각하여 손발이나 등에 생기는 질병을 모두 넓은 뜻에서 류머티즘이라고 했습니다.
　류머티스성 관절염은 만성 관절염 중에서 퇴행성 관절염 다음으로 흔한 병으로 관절을 둘러싸고 있는 활막과 주위의 부드러운 조직에 만성적인 염증을 일으키는 전신 질병입니다. 류머티스성 관절염을 다발성 관절염이라고도 하는데 여러 관절에서 동시에 증상이 나타나기 때문입니다.
　류머티스성 관절염은 현대의 난치성 질환 가운데 하나입니다. 대부분의 선진국에서 복지사업과 국민건강 관리에 커다란 재정

적 부담을 가지고 있는 것도 류머티스성 관절염 때문임은 잘 알려진 사실입니다. 해마다 많은 돈을 이 병으로 고생하는 사람을 위해 쏟아붓지만 기대만큼의 효과를 거두지 못하고 있는 실정입니다.

우리나라에는 100만 명이 넘는 류머티스성 관절염 환자가 있고 세계적으로는 전체 인구의 3퍼센트, 곧 1억 2천만 명 이상이 류머티스성 관절염으로 고통을 받고 있습니다. 여성과 노인에게 주로 발생하는데 남자보다는 여자에게 3배 이상 많이 발생하는 것으로 알려져 있습니다. 20~50세 사이에 가장 많고 16세가 안 된 아이들에게 나타나는 경우도 있습니다.

류머티스성 관절염의 증상

류머티스성 관절염은 대개 병에 걸리기 전에 전신 피로, 근육통, 약한 열, 식욕 감퇴, 노곤한 느낌, 의욕 상실 등의 증상으로 나타납니다. 병에 걸리기 몇 주일이나 몇 달 전에 나타나는 수도 있고 발병하기 하루나 이틀 전에 갑작스레 나타나는 경우도 있습니다.

35세에서 45세 사이의 여성에게 가장 잘 나타나는데, 근위지 관절, 중수지 관절, 족지 관절, 손목 관절, 슬관절, 주관절, 족관절, 측두하악 관절 등이 있습니다.

관절 통증, 뻣뻣한 느낌, 관절 부위의 열 등의 증상이 나타나며, 병이 심해지면서 점차로 관절의 기능이 손실되어 관절을 제대로 움직일 수 없게 됩니다.

처음에는 큰 관절 한두 군데에서 나타나기 시작하여 시간이 지나면서 여러 군데의 관절로 퍼져 나갑니다. 관절마디가 퉁퉁 부어오르는 수도 있는데 대체로 초봄인 3월에 시작되는 경우가 많습니다.

처음에는 움직일 때만 통증을 느끼다가 점차로 진행되면서 가만히 있어도 통증이 오고 더 심해지면 방추상으로 퉁퉁 부어 물이 많이 고이고 구부러진 상태가 됩니다.

관절 주위 연부 조직의 염증과 통증으로 인해서 관절을 가능한 한 적게 움직이게 되고, 관절 주위의 연부 조직이 축소되고 관절이 흉하게 변형되어 관절의 기능을 잃어버립니다.

관절은 대개 24시간의 리듬이 있습니다. 아침에 일어나서 관절을 움직이려 할 때 더욱 심하고 잡는 힘이나 일어서려는 힘도 약해집니다. 30분쯤 관절을 움직이고 나면 조금씩 부드러워지고 활동하기 쉬워지는 것이 이 병의 특징인데, 날이 궂어 공중습도가 높거나 대기압이 낮을 때, 날씨가 추울 때 증상이 더욱 심해집니다.

류머티스성 관절염이 진행되는 전신적인 증상으로는 허약감, 미열, 피로, 식욕 감퇴, 빈혈, 체중 감소 등이 있고, 더 악화되면 심한 열, 관절의 발작, 온몸의 부종 등이 나타나며 피하 결절이 생겼던 부위에 궤양이 생겨 터지면 잘 낫지 않습니다.

피하 결절은 외상을 받기 쉬운 곳, 곧 팔꿈치, 팔의 안쪽, 무릎 같은 곳에 나타나는데, 외국에서는 20~50퍼센트의 환자에게서 피하 결절이 나타나지만, 우리나라에서는 3~5퍼센트의 환자들에게만 나타납니다.

류머티스성 관절염은 환자의 절반쯤은 잘 낫지만 나머지 절반쯤은 어떤 약이나 치료법을 써도 잘 낫지 않아 심한 고생을 합니다. 이 병이 오래되면 골다공증이 오거나 전신이 몹시 쇠약해지는 등 여러 가지 합병증이 생길 수도 있습니다.

류머티스성 관절염의 원인

이 병의 주원인에 대해서는 아직까지 분명하게 밝혀진 것이 없습니다. 체질, 유전, 호르몬 분비의 이상, 자율신경 실조 등을 원인의 하나로 추측할 뿐입니다.

관절염은 크게 유균성 관절염과 무균성 관절염으로 나누는데 류머티스성 관절염이 무균성인지 유균성인지조차 아직 알아내지 못한 형편입니다. 증상은 유균성과 같지만, 아무리 철저하게 조사를 하더라도 관절 속에서 균을 찾아내지는 못했습니다.

균으로 인해 생긴 관절염은 반드시 고름이 생기게 마련인데 류머티스성 관절염은 고름과 비슷한 분비물이 나오기는 하지만 고름이 나오지는 않습니다.

이 병은 미생물이나 병원균에 감염되어 독소가 몸 안에 들어오면 발생할 수가 있습니다. 독소나 병원균이 몸 속에 지속적으로 들어가서 환자가 알아차리지 못하는 사이에 혈액에 이상이 생겨 관절에 탈이 생기기도 합니다. 외국의 연구가들은 최근 류머티스성 관절염 환자의 혈액에서 몇 종류의 바이러스를 발견했다고도 하지만 이 병의 원인을 시원스럽게 설명하지는 못하고 있습니다.

류머티스성 관절염에 걸리기 쉬운 조건으로 지목되고 있는 것은 대략 다음과 같습니다.

- 몸 안의 다른 곳, 이를테면 편도선이나 신장 같은 곳에 만성 유균성 염증이 있어서 이것이 원인이 되어 류머티스성 관절염으로 발전할 수도 있습니다. 그러나 반드시 몸에 염증이 있을 때 류머티스성 관절염이 오는 것도 아니고, 또 류머티스성 관절염 환자에게 다른 염증성 질병이 안 나타나는 것도 아닙니다.
- 심한 충격이나 정신적 불안, 초조, 분노, 슬픔, 스트레스 같은 것으로 인해 류머티스성 관절염이 생길 수도 있습니다.
- 습기가 많거나 기운이 차가운 곳에서 생활하는 사람에게 많이 나타납니다. 날이 궂으면 심하게 아프다가 날이 개이면 씻은 듯이 통증이 사라져 버리곤 합니다. 장마철이나 환절기에 증상이 새로 나타나거나 심해지는 것을 보면 이 병이 기후변화와 밀접한 관련이 있다는 것을 알 수 있습니다.
- 영양의 불균형이나 영양실조로 류머티스성 관절염이 나타날 수도 있습니다. 이를테면 수산이 많이 든 식품을 오래

먹으면 관절염에 걸릴 위험이 있다고 합니다.
- 내분비 계통의 이상, 곧 호르몬 분비에 이상이 생겨 류머티스성 관절염이 생길 수도 있습니다. 호르몬 중 어느 한 가지가 부족하거나 균형이 깨져서 생길 수도 있습니다. 우리 몸 속에 있는 T임파구 억제 세포의 기능이 약해졌거나 보조세포의 기능이 항진되었을 때 몸 안에서 면역조절 기능에 탈이 생겨 여러 가지 항체를 만들어 내게 되는데, 류머티스성 관절염의 혈청 내에서는 자체의 항원에 대한 류머토이드 인자가 증가합니다.

 이 같은 면역조절 기구의 불균형은 호르몬 분비의 이상이나 세균이나 바이러스의 침입, 유전적 원인, 환경적 원인 등 여러 가지 원인이 복합적으로 작용하여 일어나는 것으로 추측하고 있습니다.
- 유전적으로 HLA-DR4 조직항체의 빈도가 높을 때 류머티스성 관절염이 나타날 수 있다고 합니다. 류머티스성 관절염으로 고생하는 환자들 가족 중에서 통풍이나 퇴행성 관절염 등이 많이 나타납니다. 다른 병들과 마찬가지로 이 병도 선천적인 기질과 관련이 있음을 알 수 있습니다.
- 이 병은 80퍼센트가 20~50세 사이에 발병하고 남자보다 여자에게 3배 이상 많이 발생합니다. 그러므로 중장년층의 여성에게 가장 많이 나타나는 것으로 볼 수 있습니다.

☾ 류머티스성 관절염과 골관절염의 다른 점

관절을 둘러싼 관절막이 두꺼워지고 부어오르며 관절에 물이 고이고, 관절면의 연골이나 그 밑에 있는 뼈에 골다공증이 생기며 곳에 따라 뼈가 패이고 심한 통증이 나타나는 증상은 류머티스성 관절염이나 골관절염이나 같습니다. 그 차이점을 열거하면 대략 다음과 같습니다.

- 류머티스성 관절염은 16세가 안된 어린이나 젊은 사람에게도 잘 나타나지만 골관절염은 50세 이상의 연령층에 잘 나타납니다.
- 병이 시작될 때나 경과 도중에 류머티스성 관절염은 비교적 급성으로 관절이 아프고 부어오르는 수가 많습니다. 또 온몸에 열이 나고 쇠약해져 앓아 눕는 경우가 있지만, 골관절염은 그렇지 않습니다.
- 류머티스성 관절염은 손목, 팔꿈치, 어깨 등 몸무게를 지탱하지 않는 관절에서도 흔히 나타나는 데 비해 골관절염은 무릎이나 허리 등 무게를 많이 받는 부분에 잘 나타납니다.
- 골관절염은 손가락의 세 마디 중에서 손톱 가까이에 있는 제일 끝의 관절에 나타나지만 류머티스성 관절염은 손등 가까이에 있는 손가락 관절에 생깁니다.
- 관절에 자라나는 변형된 뼈의 모습이 골관절염일 때에는

서로 반대 방향으로 자라기 때문에 서로 유합되어 관절 강직을 일으킬 수 없으나 류머티스성 관절염은 변형된 뼈가 서로 마주 자라 나오기 때문에 골성 유합으로 골강직이 생길 수 있습니다.
- 혈액검사에서 골관절염은 특별한 것이 나타나지 않지만 류머티스성 관절염은 몇 가지 특징이 나타날 수 있습니다.

류머티스성 관절염이 무서운 것은 신체 어떤 부분의 관절이든 특별한 까닭 없이 감염될 수 있다는 점입니다. 콩팥, 심장, 순환기 계통 등의 어떤 부위든지 류머티스성 관절염으로 인해 나쁜 증상이 나타날 수 있습니다. 시간이 지나면 병이 낫는 것처럼 보이기도 하다가 어느 날 갑자기 설명할 수 없는 이유로 병이 재발하여 증상이 악화됩니다. 이처럼 재발하는 것은 주로 늦가을이나 겨울, 이른봄 등 추운 계절입니다. 따뜻하고 건조한 계절에는 완전히 나은 것처럼 느껴질 때가 많습니다.

퇴행성 관절염

　퇴행성 골관절염은 가장 흔히 볼 수 있는 관절염입니다. 50세 이상 중 여성은 35퍼센트쯤이, 남성은 15퍼센트쯤이 퇴행성 관절염을 앓고 있다고 합니다. 남자보다 여자가 훨씬 많이 걸리고 나이가 많을수록 잘 걸립니다.
　퇴행성 관절염은 골관절염, 또는 퇴행성 관절질환이라고 부릅니다. 관절 부위의 연골에 염증이 생기는 것으로 몸을 지탱해 주는 다리 관절에 흔히 생깁니다.
　정상적인 사람의 관절 연골이나 물렁뼈는 매끈하여 윤기가 있고 탄력이 있지만, 관절이 퇴행되면 꺼칠꺼칠해져 윤기도 없고 탄력도 없어지며 금이 가고 헐고 얇아지면서 연골 가장자리에서 작은 뼈가 생겨나서, 그 뼈와 관절 조직이 부딪쳐서 관절염이 생깁니다.

퇴행성 관절염의 원인

 퇴행성 관절염의 원인에 대해서는 의학적으로 밝혀진 것이 별로 없습니다. 다만 관절염에 걸리기 쉬운 조건으로 대략 다음과 같은 것들이 있습니다.

- 나이가 많아지면서 관절염에 걸리는 사람이 많습니다. 이는 자연스러운 노쇠현상으로서 피할 수 없는 것이기도 합니다. 기계를 오래 쓰면 여기저기 고장이 나듯이 사람의 관절도 나이가 들면 탈이 나게 마련입니다. 노쇠현상은 30대 후반부터 천천히 나타나기 시작하여 체질이나 생활환경에 따라 빨리 나타나기도 하고 늦게 나타나기도 합니다.
- 정신상태와 관련이 깊습니다. 스트레스를 심하게 받는 사람이나 우울증, 정신불안증, 초조감, 노여움, 슬픔 등이 지나칠 때 관절염이 발생하거나 악화됩니다. 정신상태가 불안하거나 인체 내의 호르몬 분비와 혈액의 흐름, 그리고 면역체계에 탈이 생겨도 관절에 좋지 않은 영향을 미칩니다.
- 뚱뚱한 사람, 몸무게가 많이 나가는 사람에게 생기기 쉽습니다. 다리의 관절은 체중을 지탱하기 때문에 몸무게가 무거워질수록 부담이 커지게 마련입니다. 짐을 너무 많이 실은 차가 망가지기 쉽듯이 몸무게가 무거운 사람의 관절에 탈이 생기기가 더 쉽습니다.

- 지나치게 심한 운동이나 노동으로 관절을 무리하게 썼을 때 퇴행성 관절염에 걸리기 쉽습니다. 같은 운동을 오랫동안 하거나 몹시 힘드는 일을 오래 하면 관절 연골이 마모되어 관절염이 생깁니다.
- 관절염으로 고생한 사람의 자손들이 관절염에 걸리는 일이 많습니다. 관절염에 걸리기 쉬운 체질이 유전되는 경우도 있다고 보입니다.

퇴행성 관절염의 진행과정

어떤 이유로든 골관절염이 오면 그 관절에 붙어 있는 관절 연골이 먼저 변질됩니다. 뼈끝이 서로 부딪히거나 무거운 것에도 잘 견디게 되어 있는 관절이 약해져서 그 기능을 잃는 것입니다. 관절 연골이 붓고 재생능력을 잃으며, 또 여기에 붙어 있는 뼈도 약해지고 닳아서 패입니다. 중력을 받지 않은 관절의 가장자리 부분에는 쓸데없는 뼈가 가시처럼 자라나와 골극(骨棘)을 이루기도 합니다.

때로는 뼈의 조각이 떨어져 나오기도 하는데 이렇게 되면 관절을 둘러싼 관절막이나 관절 주위의 힘줄들이 부어올라 두꺼워집니다. 또 관절 속에 물이 고이는 경우도 있습니다. 이런 증상은 중력을 많이 받는 무릎에서 흔히 생기고, 또 몸무게가 무거운 사람에게 더 심하게 나타납니다.

퇴행성 관절염의 증상

초기에는 관절마디가 뻣뻣하다가 차츰 시간이 지나면서 통증이 생깁니다. 통증은 대개 잠자리에서 일어난 직후인 이른 아침에 생겨서 한두 시간 뒤에는 사라지는 것이 보통입니다. 잠들어 있는 동안에는 관절이 움직이지 않고 한 부분에만 머물러 있으므로 관절이 굳어지기 때문입니다. 그러므로 골관절염에 걸린 사람은 수시로 적당하게 움직여 주어야 합니다.

퇴행성 관절염으로 진단되는 환자 모두에게서 통증이 나타나는 것이 아니라 대략 30퍼센트쯤에만 통증이 나타납니다. 증상은 서서히 진행되고 외부에 상처를 받으면 더 심해집니다. 힘을 많이 받는 무릎관절에 주로 생기는데 50~60세 된 사람에게 가장 흔하게 나타납니다. 잘 나타나는 관절은 원위지 관절, 근위지 관절, 제일중수지 관절, 고관절, 슬관절, 제일중족지 관절, 요추, 경추 등입니다.

주요 증상은 통증입니다. 처음에는 관절을 사용할 때 아프고 쉬면 통증이 없어지지만 차츰 병이 깊어지면서 조금만 움직여도 통증이 심해지고 심지어는 쉬어도 통증이 없어지지 않고 잠을 자다가도 아파서 깨는 일이 생깁니다.

통증은 망가진 관절면과 관절 주위의 건조직, 건초, 관절막 등에 퍼져 있는 신경을 압박하거나 자극해서 생깁니다. 또 걸음을 걷다가 다리에 힘이 빠져 발을 헛디디거나 관절이 구부러져서 휘청할 때가 있는데, 이런 증상은 계단을 올라갈 때보다는 내려갈 때 더 심하게 나타납니다. 관절 부위가 뻣뻣한 느낌이 드는 것도 초기 증상의 하나인데, 보통 15분쯤 지나면 뻣뻣한 감이 없어집니다. 이는 기계에 기름이 말라서 빽빽할 때 기름을 치면 잘 돌아가는 것과 같습니다.

　날씨나 주위환경의 변화에 따라 관절염은 그 증상이 심해지기도 하고 가벼워지기도 합니다. 몸을 차게 하거나, 날이 흐리거나 습기가 많은 곳을 돌아다니거나 하면 통증이 더 심해지고 날이 건조한 지방으로 여행을 하거나 할 때에는 증상이 가벼워집니다. 특히 비가 오려 할 때에 일기예보라도 하듯 뼈마디가 쑤시고 아프기 때문에 관절염, 신경통, 요통, 산후풍 등을 일러 날궂이 병이라 부르기도 합니다. 또 스트레스를 심하게 받거나 화를 몹시 내거나 근심 걱정을 많이 하면 증상이 더 심해집니다.

　관절이 퉁퉁 부어올라 손을 살짝 대기만 해도 몹시 아프고, 뼈마디가 튀어나오기도 하고, 관절을 구부렸다 펴는 것이 잘 안되고 연골이 닳아서 양쪽 뼈가 서로 부딪혀서 삐걱삐걱 하거나 뚝딱 하는 소리가 들리기도 합니다. 관절염 증상이 심해지면 관절 부위의 뼈가 변형되어 허리가 구부러지고, 무릎이 비뚤어지며 배가 튀어나오는데, 이렇게 되면 몸무게가 허리, 허벅지, 무릎, 발목 등을 더욱 심하게 짓눌러 병이 악화될 수밖에 없습니다. 퇴행성 관절염의 주요 증상을 요약하면 다음과 같습니다.

● 무릎이 아파 걸음을 걷기가 어렵습니다.

퇴행성 관절염

- 팔이나 다리의 관절 부위가 부어오릅니다.
- 관절 부위에 열이 납니다.
- 날씨가 흐리거나 비가 오면 팔이나 다리, 허리가 쑤시고 시리며 아프고 저린 등의 증상이 나타납니다.
- 관절 부위가 혹처럼 불거져 나옵니다.
- 엄지발가락의 밑부분이 아픕니다.
- 자고 난 뒤에 발이나 팔의 관절 부위가 뻣뻣해집니다.
- 앉았다가 일어설 때에 무릎에 통증이 옵니다.

신경통

◖ 말초신경에 생기는 통증

　신경통은 신경선에 일어나는 모든 통증을 가리킵니다. 신경통은 흔히 쓰는 말이지만 정확하게 신경통이 어떤 병인지를 정의하기는 어렵습니다.
　신경통은 엄밀한 의미에서 질병이 아니라 신경선에 따라다니는 통증, 즉 증상입니다. 그러므로 다른 어떤 병이 있어서 신경선에 통증이 나타난다면 그 증상을 신경통이라 할 수 있습니다.
　사람의 몸에는 무수한 신경이 마치 그물망처럼 엉켜 있습니다. 신경 중에서 통증을 느끼는 감각은 몸의 모든 부위에 있는 것이 아니라 피부와 점막, 복막이나 흉막, 혈관벽, 근육 등 몸의 외부와 내장을 보호하고 있는 부분에만 감각이 있습니다. 통증을 받아들이는 말초감각이 그곳에만 분포되어 있기 때문입니다.

일반적으로 아픔을 감지하는 것은 대뇌 피질인데 여기서 말초감각까지는 세 가지의 지각신경을 거칩니다. 하나는 대뇌에서 시상까지, 그 다음에는 시상에서 척수까지, 그리고 척수에서 마지막 수용기인 제3지각에까지 이르게 됩니다.

이들 지각신경은 2개의 신경돌기로 되어 있는데 하나는 척수에, 다른 하나는 수용기에 들어 있습니다. 이들 신경세포와 그 돌기를 합쳐 뉴런(neurn)이라고 부릅니다. 지각신경은 운동신경의 말초 부분에 붙어 있는데 이를 말초신경이라고 합니다.

이들 운동신경과 자율신경은 척수에서 나와서 온몸에 그물처럼 퍼집니다. 온몸에 퍼져 있는 말초신경은 지각, 운동, 자율의 세 신경이 혼합되어 있어서 이를 혼합신경이라고도 부릅니다.

하나의 큰 나무줄기와도 같은 뇌와 척수에서 갈라진 무수한 신경가지들이 온몸을 그물망처럼 둘러싸고 있습니다. 몸 전체에 무수히 펼쳐져 있는 신경들은 각각 맡은 역할이 있는데 통증을 직접 뇌에 전달하는 신경이 뇌척수신경과 자율신경입니다. 또 뇌에서 이를 감지하는 것은 뇌척수신경 중에서도 지각신경이고 이에 따라 뇌의 명령을 받아 움직이는 것이 운동신경입니다.

일반적으로 뇌척수신경이 충격이나 손상을 입으면 민감하게 반응하여 그 손상 정도를 그대로 뇌에 전달합니다. 충격이나 손상이 클수록 통증도 큽니다. 이에 견주어 몸 안에 있는 각 장부와 조직의 변화를 감지하는 자율신경은 통증의 전달이 둔한 편입니다. 어느 부위가 손상을 받으면 금방 뚜렷한 통증이 나타나는 것이 아니라 분명치 않고 막연한 통증을 뇌로 전달하는 것이 이 신경의 특징입니다. 다시 말해서 어느 부위가 아픈지 뚜렷하지 않은 통증을 전달하는 것이 자율신경이라고 할 수 있습니다.

보통 신경에 어떤 자극이 가해지면 신경이 흥분하게 되고, 그러면 운동신경이 근육을 수축시키고 지각신경이 감각을 느낍니다. 이들 신경은 일정한 방향으로 반응을 전달하는 특성이 있는데 지각신경은 늘 중추 쪽으로 흥분을 전달하기 때문에 상행성이라고 할 수 있고, 손발의 근육 등을 움직이게 하는 명령은 중추에서 일어나 운동신경을 거쳐 말초근육에 도달하므로 하행성이라 할 수 있습니다. 사람이 통증을 느끼는 감각은 거의 모두가 몸의 표면이나 내장 등에 있는 말초에서 중추로 향하고 있습니다.

신경통은 바로 이 말초에서 일어나는 지각의 이상입니다. 말초신경은 앞에서 설명한 대로 지각, 운동, 자율의 세 가지 신경으로 이루어진 혼합신경인데 이 중에서도 자기 뜻대로 움직이는 골격근에 있는 세 가지 신경의 혼합체입니다. 자기 뜻대로 움직이지 않는 평활근, 곧 미끈미끈한 내장의 근육 같은 것에는 자율신경과 지각신경만 있고 운동신경은 없습니다.

지각신경의 말단에 있는 수용기와 신경통로의 어느 부분에든지 일정 이상의 어떤 자극이 가해지면 통증을 느끼게 됩니다. 이 통증에는 내인성인 것과 외인성인 것의 두 가지가 있습니다. 또 자극의 성질에 따라 물리적인 것, 화학적인 것, 생물학적인 것, 생리적인 것 등으로 나눌 수가 있습니다.

물리적인 자극으로는 압력, 신경의 이완, 온도와 습도의 변화 같은 것이 있고, 화학적인 것으로는 무기물의 변화 같은 것이 있으며, 생물적인 것으로는 세균이나 바이러스의 침입으로 인한 염증 같은 것이 있을 수 있습니다. 이밖에 생리적으로 신경 자체의 성질이나 구조에 탈이 생겨서 통증이 올 수도 있습니다. 또 신경의 영양상태가 바뀌면서 통증이 생기는 것도 무시할 수 없습니다.

신경통은 위에서 말한 것처럼 여러 가지 물리적, 화학적, 생리적 자극이 원인이 되어 일어납니다.

신경통의 증상

신경통은 나이가 많은 사람일수록 흔하게 나타납니다. 산후풍과 마찬가지로 날이 흐리거나 비가 내릴 때, 곧 공기 중의 기압이 높을 때 잘 나타나기 때문에 날궂이병이라고도 하며 팔다리, 허리, 목 같은 데가 쑤시고 짓누르는 듯이 무겁고, 또 아픈 증상이 발작적으로 나타나는 것이 특징입니다.

날이 흐리지 않더라도 통증이 발작적으로 나타나는 경우도 있고, 또 밤만 되면 온몸이 쑤시고 아파 잠을 못 자는 경우도 있습니다. 신경통은 몸을 심하게 부딪혔거나 교통사고를 당했거나 몹시 얻어맞았거나 높은 데서 떨어진 경험이 있는 사람들에게 더 흔하게 생깁니다. 신경통이 생기는 원인은 산후통이나 관절염과 마찬가지로 어혈이 몸 속에서 염증이 되어 돌아다니다가 신경을 건드리기 때문이라고 볼 수 있습니다.

신경통은 다른 병과는 다른 몇 가지 특징이 있습니다. 그 특징은 대략 다음과 같습니다.

- 참을 수 없을 만큼 통증이 심합니다. 사람에 따라 통증에 차이가 있지만, 전기에 감전된 것 같거나 바늘로 살을 콕콕 찌르는 것 같거나, 심하게 잡아당기는 것 같거나, 심하게 짓누르는 것 같은 등의 증상으로 잠도 잘 수 없고 밥도 먹을 수 없을 만큼 통증이 심할 때도 있습니다.
- 통증이 갑자기 발작적으로 나타납니다. 통증이 갑자기 나타나서 몇 초나 몇 분 동안 만에 사라지기도 하고 몇 시간 동안 계속되기도 합니다. 가벼울 때는 어쩌다가 한 번씩 아픈 정도지만, 심할 때는 날만 흐릿하면 아프거나 저녁만 되면 아파 잠을 못 이루는 경우도 있습니다.
- 아픈 부위나 범위가 일정한 신경이 지배하는 영역에 한정되어 있습니다. 신경통은 여기저기 돌아다니면서 아픈 것보다는 아픈 부위가 정해져 있는 것이 특징입니다.
- 통증이 있는 부위를 누르면 몹시 아픈 것도 신경통의 특징입니다. 신경통은 신경선에 일어난 병이기 때문에 병이 생긴 부분을 손으로 눌러 보면 통증이 심합니다.
- 통증이 있는 부위를 병리해부학적으로, 곧 서양의학적인 모든 조사를 해봐도 아무런 이상을 발견할 수 없는 경우가

많고, 또 환자가 몹시 아프다고 하는 것말고는 객관적으로 다른 증상이 나타나지 않는 것도 신경통의 특징입니다. 그렇기 때문에 몹시 아프기는 한데 원인도 모르고 치료도 못하는 경우가 많습니다.

신경통은 한마디로 이야기하자면 신경의 일부분에 염증이 생겼거나 다른 어떤 변화로 인해서 일어나는 모든 통증입니다. 통증이 일어나는 부위에 따라 좌골신경통, 안면신경통, 늑간신경통이라는 이름이 붙었습니다. 신경통은 몸의 어느 부위에서나 일어날 수 있는데 보통 흔히 일어나는 부위는 얼굴, 팔, 늑골 사이, 허리, 다리 등입니다.

신경통은 50대 이후부터 나이가 많을수록 흔하게 나타납니다. 그러나 요즈음은 20대나 30대에 나타나는 사람도 드물지 않습니다.

그러나 얼굴에 통증이 있거나 허리가 아프다고 해서 반드시 신경통이라고 할 수는 없습니다. 신경통과 비슷한 통증이지만 다른 질병일 수도 있기 때문입니다. 또 반드시 통증이 생긴 부위에 병이 있어서 통증이 생기는 것도 아닙니다. 이를테면 얼굴에 통증이 있어서 안면신경통이라고 여겼다가 알아보니 치아에 문제가 있어 통증이 온 것일 수도 있고, 신장이나 요로에 결석이 생기면 음부나 허벅지 안쪽에 신경통과 같은 심한 통증이 생길 수도 있습니다. 신경통은 이처럼 질병이 있는 부위에만 머물러 있는 것이 아니라 주변으로 퍼져나가기도 하는데 이 때문에 방산통이라고도 부릅니다.

또한 종양 등에 의해서도 통증이 나타날 수 있으므로 몸에 이상이 나타나면 전문가의 진단을 받아 보는 것이 중요합니다.

신경통의 원인

신경통은 어느 날 갑자기 생기기보다는 오랜 세월에 걸쳐 천천히 만들어집니다. 젊을 때 허리를 다쳤거나 기력이 왕성할 때 몸을 혹사하거나 몸을 차갑게 하면 몸 안에 쌓인 어혈과 독소가 몸 안을 이곳 저곳 돌아다니다가 관절 및 어느 약한 부위에 쌓여 염증과 통증을 일으킵니다.

신경통은 오랜 시간에 걸쳐 어떤 원인이 누적되어 생기는 경우가 많지만, 다른 질병이 신경에 영향을 미쳐 신경통과 같은 통증을 일으킬 수도 있습니다. 이를테면 매독이나 척수종양, 척추결핵 같은 질병도 신경통으로 보이는 경우가 있습니다. 또 비타민 부족이나 영양상태의 불균형도 신경통의 원인이 될 수 있습니다.

신경통에 잘 걸리는 사람은 대개 몸이 찬 사람입니다. 또 체질이 민감하여 감기에 잘 걸리고 두드러기가 잘 생기며 복통이나 요통 등이 잘 생기는 이른바 알레르기성 체질이 신경통에 잘 걸립니다.

신경통의 종류와 증상

삼차신경통

얼굴의 한쪽에 통증이 오는 것을 삼차신경통, 또는 안면신경통이라 합니다. 얼굴의 오른쪽이나 왼쪽의 반쪽에만 통증이 오는 것이 특징입니다.

얼굴의 감각을 관장하는 신경이 삼차신경(三叉神經)입니다. 이 신경은 뇌 안에서 3개로 갈라져 눈 위와 상악, 하악 세 군데로 뻗어 있습니다. 제1가지인 안신경은 이마, 눈꺼풀, 결막, 각막, 콧잔등, 코점막의 일부, 전두동에, 제2가지인 상악신경은 윗입술, 코의 옆면과 후면, 뺨의 왼쪽, 코점막, 상악, 윗니, 입천장에서 구개 인후강까지 분포하며, 제3가지인 하악신경은 아랫입술, 턱, 아래쪽 뺨, 외이(外耳), 아랫니, 혀의 앞쪽 3분의 2, 입바닥 등에 분포하고 있습니다. 이들 삼차신경이 분포된 부위에 생기는 얼굴의 통증을 일컬어 삼차신경통이라고 부르는 것입니다.

삼차신경통은 몇 초에서 몇 분 동안 몹시 심한 통증이 나타났다가 발작이 끝나면 씻은 듯이 깨끗하게 사라지는 것이 특징입니다. 마치 날카로운 칼로 찢는 듯한 통증이 순간적으로 나타났다가 흔적도 없이 사라지곤 하는 증상이 찬바람을 쐬거나, 세수를 하거나, 날이 흐리거나, 하품을 하거나, 음식을 먹거나, 이야기를 하거나, 코를 풀거나 하는 중에 나타납니다. 통증이 몹시 격렬하여 환자는 발작에 대한 공포 때문에 말도 잘 안하고, 음식도 잘 먹지 않으며, 세수도 못하는 상태가 되어 성격까지 침울해지는 수도 있습니다.

삼차신경통은 50세 이상에서 많이 나타나고 어린이에게는 거의 나타나지 않습니다. 또 남자보다 여자에게 10퍼센트쯤 많이 나타나는데, 그 이유는 여자가 남자보다 어혈이 생기기 쉽기 때문입니다.

늑간신경통

늑간신경통은 기침이나 재채기를 할 때 통증이 더 심해지는 것이 주된 특징입니다. 늑간(肋間)신경이란 척수에서 나온 31쌍의 말초신경 중 흉추에서 나와 갈비뼈 부근에 분포되어 있는 21쌍의 신경입니다. 척수신경에서 분리된 것을 흉신경이라 하고 등에서 세로로 된 근육 부위에서 분리된 것을 늑간신경이라고 합니다. 신경은 혈관과 같이 분포되어 있을 때가 많습니다. 늑간신경통은 가슴에서 등으로 평행으로 반달 모양으로 나란히 있는 늑골, 곧 갈비뼈 위를 달리고 있는 늑간신경에 생기는 통증입니다. 심호흡, 기침, 재채기를 하거나 큰소리로 얘기할 때 통증이 더 심해지는 특징이 있습니다.

늑간신경에 생기는 늑간신경 그 자체의 병이라기보다는 폐암이나 척추의 암, 심장병, 호흡기계 질병 등으로 나타나는 경우가 적지 않습니다.

좌골신경통

좌골신경통은 허리부터 다리에 이르기까지 일어나는 통증입니다. 갑자기 엉덩이 부분에서 통증이 생기는데 신경이 깊은 곳에 있기 때문에 어느 부위에서 통증이 시작되었는지 정확히 알기가 어렵고, 또 몸을 약간만 움직여도 통증이 심하게 오는 등의 특징이 있습니다.

좌골신경통은 허리뼈 아래쪽과 천골 위쪽에 있는 좌골신경통에서 시작되어 골반을 관통하여 넓적다리를 거쳐 무릎 아래까지의 부분에 일어나는 통증입니다. 이 통증은 '혼합통증'이라고 할 만큼 여러 갈래의 신경에서 생기는데 그 이유는 좌골신경이 근육 관절, 혈관 등에 걸쳐 분포되어 있기 때문입니다.

좌골신경은 우리 몸에서 가장 길고 두꺼운 신경으로 등뼈에서 엉덩이를 거쳐 대퇴의 근육, 아랫다리의 피부나 근육에도 넓게 분포되어 있습니다. 이같은 신경의 분포는 다른 신경과는 달리 등뼈를 지탱하는 인대막에 생긴 병이나 외상, 또는 염증 등의 영향을 받기 쉽습니다.

좌골신경통에 걸리면 걸음을 걷기가 어려워집니다. 걸음을 걷고 있는 도중에 좌골신경통 발작이 일어나면 그자리에 주저앉게 됩니다. 좌골신경통으로 인한 통증은 증세가 다양하고 너무 아파서 말도 못하고 전기에 감전된 듯하여 식은땀이 흐를 만큼 통증이 격렬하기도 하고, 콕콕 찌르는 것 같기도 하고, 기분 나쁘게 우리하게 아프기도 합니다. 그리고 척추신경의 병으로 인한 통증은 엉덩이에서부터 넓적다리 안쪽까지 마비된 듯한 느낌을 주기도 합니다. 좌골신경통은 통증이 발작적으로 일어나기도 하지만, 지속적으로 나타나는 수가 많습니다.

좌골신경통도 늑간신경통, 산후풍 등과 마찬가지로 추위나 습기, 찬바람 같은 것이 원인일 때가 많습니다. 추운 곳이나 습기가 많은 곳에서 일하는 사람, 호수 가까운 곳에 사는 사람들에게 관절염, 신경통, 산후풍이 많이 나타나는 것으로 통계에 나와 있습니다.

심하게 부딪히거나 얻어맞아서 생긴 어혈 때문에 통증이 생기기도 하고 디스크, 탈장, 척수 질환, 동맥경화, 변비 등이 원인이 되어 좌골신경통이 나타날 수도 있습니다. 여성의 경우에는 생리 불순이나 냉증, 자궁이 신경을 압박할 때에도 좌골신경통이 나타날 수 있습니다.

좌골신경통과 혼돈하기 쉬운 병으로 대퇴신경의 통증, 다리의 근육통 등이 있습니다.

산후통

산후통의 증상 및 원인

산후통은 여성이 아이를 낳은 뒤에 나타나는 병입니다. 흔히 산후풍이라고도 부릅니다. 이름 그대로 여성들이 아이를 낳고 나서 찬바람이나 찬기운을 맞았을 때 팔, 다리, 허리, 어깨, 신경선, 뼈마디 같은 데가 쑤시고, 시리고, 저리고 아픈 증상이 나타나는 병입니다. 산후에 몸조리를 잘못해서 생기는 병으로 서양 여성에게서는 거의 없고 동양여성에게 많습니다.

산후통은 날씨가 흐리거나 비가 올 때, 곧 공기 중에 습도가 높을 때에 잘 나타나므로 날궂이병이라고도 합니다. 날씨가 맑을 때는 아무렇지도 않다가 날이 궂을 때는 온몸의 뼈마디가 견딜 수 없을 만큼 쑤시거나, 몹시 시리고, 찬바람이 나는 것 같거나, 피부가 찬물이나 찬바람에 닿으면 시리거나 저리는 등의 증상이 옵니다. 신경통이나 관절염, 디스크와 증상이 비슷한데, 산후에 나타나는 신경계통의 병을 일반적으로 산후통이라 할 수 있습니다.

산후통은 몸을 풀고 나서 몸 안에 있던 어혈이 빠져나가지 못하고 남아 있다가 신경선이나 관절 같은 데에 모여서 염증을 일으키기 때문에 생기는 병입니다. 여성이 몸을 풀고 나서 땀을 푹 내어 출산 때 생긴 죽은피나 독소들을 밖으로 내보내지 않으면 죽은피나 독소가 그대로 몸 안에 남아 있게 됩니다. 또 출산으로 몸 전체가 완전히 이완되었을 때 갑자기 찬바람을 쐬거나 찬기운을 맞으면 한기가 몸 안으로 들어옵니다. 산후통의 원인은 어혈과 찬기운 이 두 가지로 요약할 수 있습니다.

여성의 몸은 아이를 낳을 때 자궁과 질, 골반 같은 것만 열리는 것이 아니라 온몸 전체의 근육과 뼈마디가 늘어져 풀렸다가 천천히 본래대로 되돌아갑니다. 동양의학에서는 그 기간이 대략 49일쯤이 걸린다고 하여 그 기간 동안 몸조리를 하게 합니다. 이 기간 동안에 몸을 따뜻하게 하여 몸의 모든 땀구멍을 열어 땀을 푹 내면 어혈과 탁기가 땀구멍을 통해 빠져나가게 되지만, 땀을 충분히 내지 못하면 어혈이 몸 안에 남아 있게 됩니다. 또 갑자기 찬바람이나 찬기운을 쐬면 땀구멍으로 찬기운이 스며들면서 땀구멍이 수축됩니다. 이렇게 몸 안에 남은 어혈과 찬기운이 뭉쳐서 몸 안을 이리저리 돌아다니다가 원기가 쇠약해지면 신경통, 관절염, 디스크, 요통 같은 합병증이 되어 산후풍으로 나타날 수 있습니다. 산후통은 몸을 풀고 나서 곧 나타나는 수도 있지만 몇 년, 혹은 10년이 지나서 나타나는 수도 적지 않습니다.

서양의학에는 산후통이나 산후풍이라는 병이 없습니다. 산후통은 서양여성들에게는 거의 나타나지 않는 병인데, 이것은 동양 여성과 체질이 다르기 때문입니다. 서양여성은 자궁이 매우 튼튼하여 아이를 쉽게 낳고 산후조리를 거의 하지 않습니다. 우리나라처럼 몸풀고 나서 미역국을 먹는 일도 없습니다.

일반적으로 산후통은 원인도 알 수 없고 치료방법도 없는 것으로 알려져 있습니다. 몸은 견딜 수 없이 아픈데 병원에 가면 아무 탈이 없고 다만 신경성이라고만 하기 일쑤입니다. 산후통으로 수십 년을 고생하면서 좋다는 약을 다 먹어 보고 이름난 병원을 다 가 보았지만 결국 조금도 차도를 보지 못하는 사람도 적지 않습니다.

사람은 폐로만 숨을 쉬는 것이 아니라 피부나 창자로도 숨을 쉽니다. 피부의 땀구멍을 통하여 숨을 쉬는 것을 모공호흡이라고 하고 창자로 하는 호흡을 장호흡이라고 합니다. 동물 중에서는 미꾸라지가 창자호흡을 많이 하는 것이 알려져 있고, 개, 늑대, 토끼 같은 짐승들은 털구멍이 없으므로 피부호흡을 하지 않습니다.

땀구멍을 통해서 하는 호흡은 모세혈관의 흐름을 도와주고 몸 안의 독소를 밖으로 내보내는 일을 합니다. 땀구멍을 모두 막아 버리면 혈액순환이 어려워지고 몸 안의 독소를 밖으로 내보내지 못해 생명을 유지할 수 없게 됩니다. 이를테면 페인트 같은 것을 칠해서 땀구멍을 모두 막아 버리면 그 사람은 얼마 지나지 않아서 몸이 퉁퉁 붓는 등 부작용이 나타납니다. 피부호흡과 창자호흡은 폐로 하는 호흡 못지않게 중요합니다.

여성이 몸을 풀고 나서 온몸의 땀구멍이 열려 어혈과 독소를 밖으로 내보내 몸의 기능을 천천히 회복시키는 도중에 갑자기 찬바람을 쐬거나 찬물에 닿게 되면 모공이 닫혀져서 모공호흡이 멈춰 버립니다. 그러면 혈액순환이 어려워져서 어혈과 독소가 몸 안에 그대로 남아 있게 됩니다. 이뿐만 아닙니다. 모공호흡으로 산소를 충분히 얻지 못하면 폐나 장호흡을 통하여 얻은 산소를 실핏줄로 보내어 혈액순환을 돕게 되는데, 이렇게 되면 폐와 심장에 부담이 커져 폐의 기능에도 무리가 오고 아울러 심장의 기능에도 문제가 생깁니다.

이렇게 산모가 몸을 푼 뒤에 땀을 충분히 내어 몸 안의 독소를 밖으로 내보내지 못하면 몸 전체가 허약해져 병에 대한 면역력이 약해지고 찬기운이 닿기만 하면 시리고 쑤시고 아프고 저리며 심할 경우 여름에도 두꺼운 옷을 입고 다녀야 하는 등의 증상이 나타나는 것입니다. 또 공기 중의 습도가 높아지면 산소밀도는 낮아지고 대기의 압력이 커져서 모공호흡이 더 어렵게 되어 날궂이병, 또는 일기예보병이라고 하는 산후신경통, 산후골절통, 산후요통, 곧 나이 많은 아주머니들이 흔히 말하는 '내가 너 낳고 나서부터 날만 흐리면 온몸의 뼈마디가 안 아픈 데가 없다'는 병이 생기는 것입니다.

산후통의 분류

산후통은 대략 다섯 가지로 나눌 수 있고 다음과 같이 분류할 수 있습니다.

습풍

날씨가 흐려 공중습도가 높아지기만 하면 어김없이 쑤시고 시리고 저리고 아픈 등의 증세가 나타나는 증상입니다. 공중의 습기 때문에 기압이 높아져서 피부의 땀구멍이 막혀 혈액순환에 탈이 생겨 일어납니다.

관절풍

관절풍은 무릎, 어깨, 허리 등 몸의 여러 곳에서 찬바람이 솔솔 부는 듯한 증상입니다. 실제로는 바람이 불지 않는데 날씨가 추워지기만 하면 몸에 바람이 부는 듯한 느낌이 옵니다. 이 증상은 대개 관절 부위에 잘 나타나며, 산후조리 중에 무거운 짐을 들거나 힘을 무리하게 썼을 때 나타나기 쉽습니다.

냉풍

　냉풍은 기온이 내려가서 체온이 떨어질 때 온몸이 쑤시고 시리고 저리고 아픈 증세입니다. 찬물에 손을 담그기 어렵고 찬물을 마시기만 해도 증상이 나타납니다. 산후조리를 하면서 찬음식이나 찬물을 마시면 내장까지 한기가 스며들어 나중에 냉풍이 나타나기 쉽습니다.

순환풍

　순환풍은 담이 결리든가 통증이 여기저기 돌아다니는 것을 말합니다. 산후에 영양섭취를 잘 못했거나 냉방에서 잠을 자거나 힘든 일을 했을 때 나타납니다.

풍폐색

　풍폐색은 피부 알레르기의 하나로 바람이 몸에 닿으면 피부가 땀구멍을 닫아 버려 몸이 붓는 증상입니다. 산후조리 기간 중에 선풍기 바람을 쐬거나 찬바람을 쏘이면 피부가 과민반응을 일으켜 그 뒤에도 바람이 몸에 닿기만 하면 증상이 나타납니다.

합병증

산후풍을 초기에 치료하지 않으면 시간이 흐르면서 여러 가지 합병증이 나타납니다. 여러 가지 합병증 가운데 가장 두려운 것은 전신 무력증이라 할 수 있습니다. 하루종일 잠을 자도 피로가 풀리지 않고, 또 조금이라도 간신히 일을 하면 허리가 몹시 아프거나 팔다리가 시리고 아픈 등의 증세가 나타나 아무것도 할 수 없는 경우도 있습니다. 그러나 병원에서 진찰을 받으면 아무런 이상이 나타나지 않습니다. 본인은 고통으로 견디기 어려운데 외관상으로나 의학상으로 아무 이상이 없으니 이를 일컬어 흔히 꾀병이라고도 부르지만 환자 자신에게는 너무도 고통스러운 질환입니다.

산후통 예방하기

산후통은 산후조리를 잘못해서 생기는 병이므로 산후조리를 제대로 하면 예방할 수 있습니다. 옛말에 산후조리를 잘못하면 백약이 무효이고 산후조리를 잘하면 여러 가지 병을 고친다고 했습니다. 여성의 병은 많은 부분이 임신·출산과 관계가 깊습니다. 아무리 튼튼하던 여성도 산후조리를 잘못하면 온갖 질병에 걸리기 쉽게 되고, 몹시 병약한 여성도 산후조리를 제대로 하면 병이 나을 뿐 아니라 체질이 튼튼하게 바뀝니다. 그래서 옛말에 몸푼 뒤에 조리를 잘못해서 생긴 병은 다음에 다시 몸풀 때 조리를 잘해서 고치는 것이 효과적이라 하였습니다.

우리 조상들의 지혜가 담긴 산후 몸조리 법은 다음과 같습니다.

산후조리 기간 49일

동양의학에서는 49일을 이완되었던 뼈마디와 근육이 제자리로 돌아오는 기간으로 봅니다. 대개 7일을 생리순환 주기로 하여 3주일 곧 21일 만에 팔다리가 제자리로 돌아오고, 7주 곧 49일이 되어야 온몸의 뼈와 근육이 제자리에 돌아온다고 합니다. 또 9주 곧 63일 동안 찬바람을 함부로 쐬어서는 안되며 100일이 지난 뒤에야 비로소 바깥바람을 쐬어도 좋다고 했습니다.

땀내기

몸을 푼 뒤에 땀을 내지 않으면 어혈이 몸 안에 남게 되어 나중에 온갖 질병에 대한 면역력이 약해집니다. 늘 방을 뜨겁게 한 다음에 너무 두툼하지 않은 이불을 덮고 누워 땀을 많이 흘리는 것이 좋습니다.

바람 막기

몸푼 뒤에 갑자기 바람을 쏘이면 땀구멍이 수축하여 막혀 버려서 어혈과 독소를 배출할 수 없게 됩니다. 방안 구석구석의 구멍을 막아 바람이 들어오지 않게 하고 어쩌다가 산모가 밖으로 나갈 때는 온몸을 따뜻하게 감싸 주어야 합니다. 몸을 씻을 때도 더운물로 해야지 찬물이 몸에 닿는 것은 바람직하지 않습니다.

미역국 먹기

우리나라에서는 옛날부터 산모에게 미역국을 먹이는 풍속이 있습니다. 미역은 현대 영양학에서도 핏속의 콜레스테롤을 없애 피를 맑게 하고 혈압을 낮추는 작용이 있는 것으로 밝혀졌습니다. 미역국은 피를 맑게 걸러 줘서 산후에 생길 수 있는 여러 가지 병들을 예방합니다.

허리 디스크

디스크의 구조와 역할

 허리 디스크는 척추뼈 사이에 있는 섬유테와 그 속에 들어 있는 수핵(髓核), 곧 영어로는 디스크라고 부르고 우리말로는 추간판이라고 하는 조직이 바깥으로 튀어나오거나 파괴되어 생긴 병입니다. 의학적 용어로는 요추간판탈출증이라고 부릅니다.
 디스크는 뼈에 탈이 난 것이 아닙니다. 대개 디스크라면 척추뼈 사이에 있는 물렁뼈가 튀어나온 것으로 생각하기 쉬운데, 수핵을 위아래로 덮고 있는 물렁뼈는 전혀 빠져나갈 수 없도록 뼈에 꼭 달라붙어 있어서 일부러 빼내려고 해도 빠지지 않습니다.
 수핵은 질기고 둥근 고리 모양의 섬유테에 둘러싸여 있습니다. 이 섬유테가 찢어지면서 그 속에 있는 희고 빛나는 젤리와 비슷한 물질인 수핵이 밖으로 튀어나오는 병을 디스크라고 합니다.

추간판 곧 척추 몸통뼈 사이에 있는 원반은 둥글게 생긴 섬유테와 그 속에 들어 있는 수핵으로 구성되어 있습니다. 섬유테의 바깥쪽은 인대로 덮여 있고 위에 있는 뼈와 아래쪽에 있는 뼈 사이는 밀봉되어 있습니다. 이를 자동차 타이어에 견준다면 섬유테는 타이어의 고무와 같고 수핵은 그 속에 든 공기와 같은 것입니다. 타이어가 차의 무게를 견딜 수 있는 것은 그 안에 있는 공기와 타이어의 탄력성 때문입니다. 추간판도 섬유테의 탄력성과 수핵에 들어 있는 물이 일종의 쿠션역할을 하기 때문에 체중을 지탱할 수 있습니다.

피네손이라는 사람이 측정한 바에 따르면 몸무게 70킬로그램인 사람이 서 있는 것만으로도 제3요추의 추간판에는 약 100킬로그램의 힘이 가해지고, 허리를 굽혀 인사를 할 때는 150킬로그램의 힘이 가해지며, 앉아서 절을 할 때는 180킬로그램의 힘이 가해진다고 합니다. 또 옆으로 누울 때는 70킬로그램쯤의 힘이 가해진다고 합니다. 이처럼 아무런 짐을 들거나 지고 있지 않을 때에도 허리에 상당한 힘이 가해지는데 어떤 물건을 들 때에는 그 물건 무게의 2배 이상의 힘이 추간판을 압박하게 됩니다.

풍부한 탄력을 가진 추간판도 나이가 들면서 점차 노화되면 섬유테의 탄력이 줄어들고 수핵의 물이 줄어듭니다. 출생 직후에는 90퍼센트쯤 되던 물이 자라면서 차츰 줄어들어 70세가 넘으면 65퍼센트쯤밖에 남지 않습니다.

추간판의 탄력은 수분의 함량과 관련이 깊습니다. 나이가 들면 키가 줄어드는데 이것은 등뼈가 굽고 고관절이 충분히 펴지지 않은 것 때문이기도 하지만, 목뼈에서 허리뼈에 이르는 23개의 추간판의 폭이 줄어들고 등골뼈가 짧아지기 때문이기도 합니다.

수핵의 수분함유량은 하루에도 여러 번 바뀝니다. 이를테면 여러 시간 누워 잠을 자고 나면 추간판이 늘어나 키가 약간 커지지만 오래 서 있으면 추간판이 눌려 줄어듭니다. 특히 어린이들은 아침에 일어나자마자 키를 재면 낮에 잰 것보다 더 큽니다. 그러나 탄력이 줄어든 노인들한테서는 이런 일이 일어나지 않습니다.

30, 40대 남자에게 많이 걸리는 병

앞에서도 얘기했지만 추간판탈출증, 곧 디스크헤르니아, 또는 디스크는 추간판이 미끄러져 나온 것이 아닙니다. 추간판탈출증은 추간판이 완전히 파괴되었다는 것을 뜻합니다.

추간판 탈출은 디스크라는 증세가 나타나기 훨씬 전부터 시작됩니다. 추간판탈출증의 시작은 추간판의 바깥 조직인 섬유테의 한쪽 벽이 퇴화되고 약해지는 것에서부터 시작됩니다.

추간판의 탄력이 약해지면 몸무게를 받쳐 주는 힘이 줄어들기 때문에 척추뼈에 부담이 더 커집니다. 그렇게 되면 추간판 아래와 위쪽 뼈들이 납작하게 늘어나고 연골이 마모되어 없어지는 등의 증상이 나타납니다.

추간판탈출증은 사람이 알아차리지 못하는 사이에 천천히 일어나서 허리에 통증이 올 때쯤이면 이미 추간판의 상당한 부분이 파손된 후입니다. 디스크의 시작은 추간판의 섬유테 한쪽 벽이 퇴화하여 약해지는 것에서부터 나타납니다. 섬유테는 대개 뒤쪽 벽이 약한데 그것은 뒤쪽 벽이 앞쪽보다 섬유테의 두께가 얇기 때문입니다.

일단 섬유테의 탄성이 약해지면 갑작스런 힘이 주어졌을 때나 몸을 비틀거나 할 때에 추간판 속 수핵의 압력에 섬유테의 약한 부분이 파열됩니다. 파열되면 수핵의 일부가 밖으로 밀려나오고, 또 수핵의 힘에 밀려나온 섬유테가 점점 늘어나서 풍선처럼 부풀어오르게 됩니다.

섬유테가 파열되거나 늘어나면 수핵이 밖으로 빠져나오고 추간판이 있던 곳이 내려앉게 되어 충격완충 장치로서의 역할을 잃어버리게 됩니다. 그 결과 척추 전체의 균형도 없어지고 그 주변을 둘러싸고 있는 근육과 인대에 큰 힘이 가해지게 됩니다.

섬유테가 불거져나온 부분이나 추간판 파열로 인해 빠져나온 수핵은 척수관 속의 인대에 압박을 가하여 인대를 척수관 안으로 돌출시킵니다. 수핵의 압력에 인대가 찢겨져 나갈 수도 있고 구멍이 뚫리기도 하는데 이럴 때에 심한 통증이 생깁니다. 인대가 약간이라도 튀어나오면 척수와 척수신경을 압박하기 때문입니다.

인대의 압박은 신경의 자극과 염증의 원인이 되기도 합니다. 그 결과 압박된 신경이 닿는 부위에서 심한 통증이 생기는 것입니다.

추간판탈출증은 대개 갑자기 통증이 나타나고 통증도 심합니다. 갑작스럽게 일어나는 요통이나 허리를 삐었을 때 나타나는 통증은 추간판탈출증일 경우가 많습니다. 디스크가 급격한 통증을 일으키는 것은 앞에서 얘기한 대로 밖으로 튀어나온 추간판의 섬유테가 신경을 눌러 압박하기 때문입니다.

추간판탈출증의 원인은 명확하게 밝혀져 있지 않습니다. 노화나 지나친 운동, 무거운 물건을 드는 것, 외부의 상처, 지나친 노동 등이 원인이 되는 것으로 추측할 뿐입니다.

디스크는 남자가 여자보다 2배쯤 많이 걸리고 나이별로는 20대에 가장 많고 그 다음이 30대, 그리고 10대와 40대에도 많이 걸립니다. 50대 이후에 걸리는 일은 드문 편입니다.

그러나 70년대 이후로 온돌바닥보다는 의자에 앉아서 지내는 시간이 많아지면서 디스크의 발병연령이 차츰 높아지고 있습니다. 20~30대에 가장 많이 걸리던 것이 지금은 30~40대에 가장 많이 걸리는 것으로 나타나고 있습니다.

디스크의 증상

디스크는 추간판이 튀어나와 신경을 눌러서 통증이 생기는 것이지만, 신경 압박으로 어떻게 통증이 일어나느냐에 대해서는 뚜렷하게 밝혀진 것이 없습니다. 대개 신경이 압박을 받으면 통증보다는 마비증상이 먼저 나타납니다. 오래 다리를 꺾고 앉아 있다가 일어설 때 다리가 뻣뻣하고 저리는 것을 느낄 수 있습니다. 이것은 다리를 꼬고 오래 앉았을 때 무릎의 신경이 압박되어 일어납니다.

추간판탈출증은 그 정도에 따라서 여러 종류의 통증이 일어납니다. 첫째는 몸을 움직이기 어려울 만큼 무지근한 통증이 옵니다. 이 통증은 그 부위가 어디쯤이라고 가리킬 수 있을 만큼 피부 가까이에서 오는 것이 아니라 깊숙한 곳에서 우리하게 나타납니다. 이것은 손상된 추간판이나 늘어난 인대에서 오는 통증입니다. 이 통증은 몸을 뒤로 젖히거나 앞으로 구부릴 때 더욱 심해집니다.

신경을 압박해서 오는 통증은 허리가 아픈 것이 아니라 대개 좌골신경과 관계되는 까닭에 한쪽 다리나 양쪽 다리에 통증이 나타납니다. 엉덩이나 허벅지 부분, 종아리 등이 당기고 아픈데 이 증상은 기침이나 재채기를 할 때, 혹은 화장실에서 뒤를 보느라 힘을 주거나 할 때 더 심해지고 편하게 누워 있으면 통증이 없어집니다.

신경 근육이 오랫동안 압박을 받으면 혈액순환이 나빠져서 신경 근육이 붓고 충혈되며 서로 맞부딪치게 됩니다. 이렇게 되면 신경선 주위에 염증이 생기고 이 염증으로 인하여 통증이 생기게 됩니다. 디스크에 걸렸을 때의 증상을 요약하면 대략 다음과 같습니다.

- 바로 누워서 무릎을 편 채 다리를 들어올리기가 어려워집니다. 45도쯤 들어올리면 다리가 당기는 증세 곧 좌골신경통 증세가 나타납니다. 정상적인 사람은 70도쯤 들어올려도 다리가 당기는 증상이 나타나지 않습니다. 만약 아프지 않은 다리를 들어올렸을 때 반대쪽의 아픈 다리가 더 아파지면 디스크라고 판단할 수 있습니다.
- 서서 무릎을 편 채 허리를 구부리면 다리에 통증이 오고 허리를 굽히기가 힘듭니다.
- 허리가 옆으로 구부려집니다. 신경근의 압박을 적게 받도록 하기 위해서 허리를 옆으로 구부리고 있게 됩니다.
- 제4, 5요추의 수핵이 튀어나와 신경근이 눌린 경우에는 엄지발가락을 얼굴 쪽으로 당기는 힘이 약해지는데 심한 경우에는 발을 위로 당기기가 힘들어져 계단을 올라가기가 힘들고, 또 무심코 문턱을 넘다가 걸려 넘어지는 수가 있습니다.
- 제3, 4요추의 수핵이 튀어나와 신경근을 눌렀을 때에는 무릎에서 다리를 뻗는 힘이 약해져서 걸을 때 다리를 순간적으로 절뚝거리기도 합니다.
- 제5요추 제1천추간 수핵이 빠져나왔을 때는 땅을 밟는 발끝의 힘이 약해지거나 발목 관절의 반사기능이 약해집니다.

- 발등이나 발목, 종아리, 다리 뒤쪽 바깥편, 또는 발가락의 감각이 마치 남의 살처럼 멍하고 둔한 느낌이 듭니다.
- 추간판이 가운데로 튀어나왔을 때에는 두 엉덩이의 감각이 둔해지며 대변이나 소변을 보기가 힘들어지고 양다리가 마비되는 등의 증상이 나타나기도 합니다.

견비통

견비통의 원인 및 증상

　주변에서 어깨가 뻐근하고 결린다는 이야기를 자주 들어 보았을 것입니다. 이러한 증상은 중년이 지난 사람들 사이에서 자주 발생하는데 어떤 경우는 팔을 움직이면 어깨에서 팔까지 아프고 허리띠를 매기도 불편하며 머리에 손을 올리기도 힘들 때가 있습니다. 이러한 증상은 잠을 잘못 자도 발생하는데 이런 경우에는 따뜻한 물에 목욕을 하면 풀리기도 합니다. 또 오십견이라 하여 주로 50대 전후에 나타나는 경우가 많으며 다른 질병이 원인이 되어 나타나기도 하므로 전문의사의 진단이 필요합니다.
　오십견의 증상은 어깨 관절을 둘러싸고 있는 관절포나 어깨 근육에 부착된 힘줄의 섬유가 단열(斷裂)되었거나 석회의 침착

(沈着), 또는 유착(癒着) 등인데 때로는 무거운 것을 들어올리거나 힘이 단열되어 갑자기 통증이 생기는 경우가 있습니다. 그리고 어깨 관절의 주위에는 근육의 동작을 원활하게 하기 위해 점액을 분비하는 점액낭이 있는데 여기에 석회가 축적되면 염증이 생겨 통증을 유발합니다. 이 경우 심할 때는 잠을 잘 수 없을 정도의 고통이 수반되기도 합니다. 어깨 관절 운동이 통증으로 제한을 받아 둔해지고 그 상태가 장기화되면 관절이 점진적으로 굳어져서 증상이 악화되는 경우도 있습니다. 또 변형성 어깨 관절염증의 경우에는 관절 표면에 있는 연골이 마멸되면서 표면이 미끄럽지 못하게 되고 일부에서는 뼈가 불규칙하게 솟아올라 오십견보다 치료가 더욱 어려운 경우도 있습니다.

일단 어깨 통증과 이상 증세가 계속되면 전문의사의 진단을 받고 적절한 조치를 취하는 것이 순서입니다.

통풍

통풍은 한의학에서는 백호풍(白虎風)이라고도 부르는 병으로 대개 엄지발가락 부위가 견딜 수 없이 아프고 빨갛게 부어오르는 병입니다. 엄지발가락에 나타나는 경우가 제일 많고 더러는 손, 무릎, 팔꿈치에서도 발병합니다.

통풍은 동양사람보다 서양사람에게 흔한 병입니다. 유럽에는 100명 중 1명이 통풍으로 고통받고 있습니다. 우리나라에서는 20년 전만 하더라도 매우 드문 편이었으나 식생활이 서구화되어 가면서 차츰 늘어 가고 있는 추세입니다.

통풍은 대개 건강하게 보이는 30대에서 40대의 남자들에게 흔히 나타납니다. 어느 날 갑자기 발가락의 관절이 몹시 아프면서 부어오릅니다. 심할 때는 다른 사람이 지나가면서 일으킨 바람에 의해서도 몹시 아프고 온몸에서 열이 난다고 해서 통풍이라 부르기도 합니다. 그대로 두어도 4~5일 지나면 저절로 통증이 없어지고 부은 것도 내리며 피부에 검붉은 흔적만 남을 뿐 모든 것이 정상으로 되돌아옵니다.

그러다가 1년쯤 지난 뒤에 통풍 발작이 다시 나타나고 그 뒤로 차츰 발작 기간이 짧아집니다. 6~7년쯤 지나면 귓불에 콩알 모양의 딱딱한 덩어리가 생기는 경우도 있는데 그 덩어리 속에는 하얀 분필가루 같은 것이 들어 있습니다.

통풍은 그 통증이 몹시 격렬하여 입을 다물지 못할 정도이며 통증이 심할 때는 흰범(白虎)이 물어뜯는 것 같다고 하여 그런 이름이 붙었다고 합니다.

통풍의 두드러진 증상은 발작증상입니다. 환자는 이 통풍 발작을 통해서 자신이 통풍에 걸렸다는 것을 알게 됩니다. 통풍의 발작은 아무런 낌새도 없이 일어납니다. 초기에는 환부에서 다소의 예감과 이상한 감각을 느낄 수도 있지만 그것을 잘 알지 못하는 경우가 많습니다. 통풍 발작은 밤이나 새벽, 또는 이른 아침에 일어나는 경우가 많은데 발작이 일어나는 부위는 무릎 아래쪽이 90퍼센트 이상이며 그 중에서도 엄지발가락이 70퍼센트를 차지합니다. 통증은 대부분 엄지발가락의 끝에서 두번째 마디에서 발생하는 경우가 많습니다.

통풍의 원인

통풍은 요산이 몸의 관절에 축적되어 생기는 것으로 알려져 있습니다. 대사 기능의 이상으로 혈액 속에 요산의 농도가 높아져서 몸 속에 요산 결정이 생겨 혈류를 따라 돌아다니다가 관절 부위에 축적되어 일어나는 것으로 학자들은 설명하고 있습니다.

요산은 대개 육류를 섭취했을 때 몸 안에 생기는 노폐물입니다. 정상적인 사람은 요산이 몸에 많이 생겨도 소변을 통해 몸 밖으로 배출되지만 어떤 알 수 없는 원인으로 요산 배출이 제대로 되지 않거나 요산 배출은 정상적으로 이루어지지만 요산이 몸 안에서 지나치게 많이 생길 때 통풍 발작의 원인이 됩니다. 대개 혈액 속에 요산 농도가 높은 사람의 3분의 1이 통풍에 걸린다고 합니다.

통풍에서 통증이 일어나는 현상을 쉽게 설명하자면 진한 소금물에 돌을 하나 넣으면 소금이 모여 결정을 이루는 현상과 같다고 볼 수 있습니다. 요산이 지나치게 많이 생산되어 있는 상태에서는 아주 사소한 자극이 가해져도 요산의 결정이 만들어질 수 있기 때문입니다.

통풍의 발생을 일으키는 대표적인 요인은 다음과 같습니다.

- 요산을 만드는 원자재가 되는 퓨린체가 많이 함유된 곱창, 양고기 등 육류의 과다 섭취

- 과음
- 작은 신발로 인해 발이 압박을 받음으로써 생기는 외상
- 오랫동안 걷기
- 격렬한 운동

루푸스

　루푸스란 전신성 홍반성 루푸스의 줄임말로서 면역계통에 이상이 생겨 자가항체가 형성되고 그로 인해 조직에 염증이 나타나는 자가면역 질환의 일종이라고 알려져 있습니다.
　프랑스의 피부과 의사인 카제나브는 피부에 나타나는 발진이나 반흔자국들이 늑대에 물린 자국과 같다 하여 늑대(wolf)라는 뜻으로 루푸스(lupus)라고 명명하였습니다. 그 후 피부에 나타나는 발진이 염증으로 인해 빨갛게 되는 현상 때문에 붉은 늑대를 뜻하는 의미로 홍반성 루푸스라고 불리게 되었습니다.
　현재 우리나라에는 15만 명 내외의 환자가 있는 것으로 알려져 있으며 환자의 90퍼센트 정도가 여성이라고 합니다. 주로 15~40세에서 발병하는 것으로 알려져 있습니다.

루푸스의 원인

루푸스의 원인에 대해서는 아직 명확히 밝혀지지 않고 있으며 다만 전문학자들의 소견은 환경과 식생활 변화에 따른 면역기능 저하와 유전적인 요인으로 추정하고 있습니다.

루푸스의 증상

루푸스의 증상은 매우 광범위하고 다양하며, 모든 환자의 증상이 일치하지는 않습니다. 즉 루푸스의 증상은 환자 개개인마다 신체의 어느 부분을 침범했는가에 따라 달라지는데, 예를 들어 관절염, 근육통, 열, 피부 발진, 흉통, 사지의 무력감, 손발의 부종, 탈모 등의 여러 가지 증세가 복합적으로 다르게 나타납니다.

전신의 동통, 전신 무력감, 미열, 오한, 그리고 피로해지는 증상들은 활동성 전신성 루푸스에서 흔히 나타나는 증상들입니다. 이러한 증상들은 특히 질환이 급속히 진전되는 동안 나타날 수 있지만, 몇몇 환자들은 오랫동안 전신 무력증을 경험하게 되고 활동적인 작업을 할 수 없게 됩니다. 보통 늦은 오후에 체온이 약간 상승하는 것은 활성기의 루푸스 때 나타나는 징후로서, 이것은 환자가 실제로 아프다고 느끼기 며칠 전에 오는 경우가 많습니다. 한편 이러한 전신 증상은 다가올 질병의 악화를 알리는 위험 경고신호이므로 주의를 기울여야 합니다. 따라서 이러한 징후가 발생하면 환자는 전문의사를 찾아 정밀진단을 받아야 합니다.

둘째 마당

여러 증상을 다스리는 종합요법

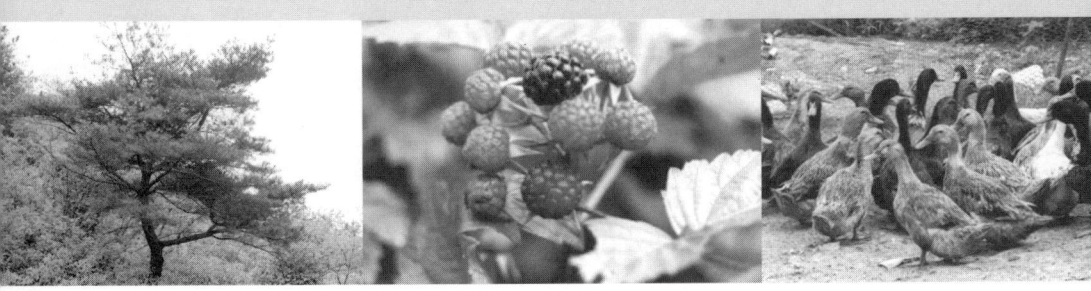

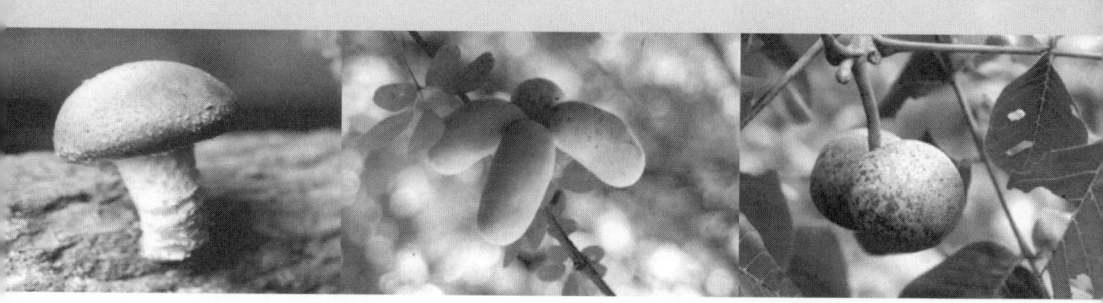

한방약물 요법 / 체질에 알맞는 식이요법 / 약차요법 / 쑥뜸요법 / 죽염요법 / 마늘 요법 / 녹즙요법 / 솔잎땀 내기 요법 / 쑥탕목욕 요법 / 수맥과 건강 / 적절한 운동 / 발 주무르기 / 항문 조이기 / 단전호흡

여러 증상을 다스리는 종합요법

한방약물 요법

　다음의 한방약물 처방은 체내의 각종 오염물을 해독하고 염증을 다스리며 면역력을 높이는 처방으로 전장에 언급한 관절염을 비롯한 각종 신경계의 질환 치료에 사용되는 처방입니다.
　약물 복용은 몸에서 흡수되는 정도를 보아 가면서 용법에 따라 조절해야 하며 중증의 환자가 아닌 경우 2~3개월 이내에 본 한방약물 처방만으로도 상당한 효과를 거둘 수 있습니다.
　단 오랜 투병생활로 인하여 합병증이 심한 경우와 소화력이 아주 약하여 약물 흡수가 어려운 경우에는 전문가의 상담을 거쳐 투약해야 합니다.

관절염, 산후통, 신경통, 디스크, 견비통, 통풍, 루푸스 증상에 쓰이는 처방

약재의 종류	1첩 분량
강활	5.2g
우슬	5.2g
원방풍	5.2g
속단	2.5g
모과	5.2g
익모초	5.2g
금은화(인동덩굴꽃)	5.2g
유근피(느릅나무 뿌리껍질)	5.2g
포공영(민들레)	5.2g
행인(볶아서 사용)	5.2g
백개자(볶아서 사용)	5.2g
신곡(볶아서 사용)	5.2g
맥아(볶아서 사용)	5.2g
공사인(볶아서 사용)	5.2g
익지인(볶아서 사용)	5.2g
백두구(볶아서 사용)	2.5g
초두구(볶아서 사용)	2.5g
천궁	5.2g
당귀	5.2g
백출	5.2g
홍화씨	5.2g
동송근(동쪽으로 뻗은 조선소나무 뿌리)	10.5g
하고초	2g
생강	5쪽
감초	5쪽
대추	5개
굵은파(뿌리 포함하여 흰 부분만)	1/2개
마늘	1통
오리머리	2개
다슬기	15g
석룡자(생강으로 법제하여 사용)	2~3마리
백강잠(생강으로 법제하여 사용)	5.2g

관절염, 산후통, 신경통, 디스크, 견비통, 통풍, 루푸스 증상에 쓰이는 처방

▶ 증상이 가벼울 때 쓰는 처방

약재의 종류	1첩 분량
동송근(동쪽으로 뻗은 조선소나무 뿌리)	10.5g
강활	5.2g
우슬	5.2g
원방풍	5.2g
속단	2.5g
행인(볶아서 사용)	5.2g
백개자(볶아서 사용)	5.2g
신곡(볶아서 사용)	5.2g
맥아(볶아서 사용)	5.2g
생강	5쪽
감초	5쪽
대추	5개

참고사항

- 혈액형이 A형인 경우 — 약쑥 2.5그램 추가
- 신장, 방광, 기능이 약한 경우 — 구기자 2그램, 오미자 2그램, 생산약 2그램 추가
- 혈액형이 O형인 경우 — 석고 3.5그램 추가
- 숨이 차고 A형인 경우 — 은행 2그램, 도인 2그램 추가
- 위장 기능이 너무 약하여 약물 흡수력이 떨어지는 경우 — 백개자 2그램, 신곡 2그램, 맥아 2그램, 공사인 2그램, 백두구 2그램, 초두구 2그램 추가
- 위의 약재 중 석룡자를 구하기 어려우면 빼고 사용해도 됨

한약 달이기

약을 달일 때는 적당한 솥에 약재를 넣고 물은 약재의 2~3배 정도 부어 3~5시간 달여서 약물을 거른 다음 복용하기 적당하게 농축하여 냉장고에 보관하고 복용하도록 합니다.

약물을 팩에 담을 때는 반드시 멸균처리를 하는 것이 보관에 용이합니다.

오리머리는 별도로 2~3시간 정도 달여서 기름을 제거하고 다른 약재와 합해서 달입니다.

약물보관 방법

냉장고, 또는 직사광선을 피하여 서늘한 그늘에 보관합니다.

보존기간이 30일 경과시마다 약물봉지째 물에 넣고 끓이되 끓기 시작한 후부터 20~30분간 끓인 후 보관합니다.

백강잠, 석룡자 법제요령

약재로 사용되는 백강잠과 석룡자에는 인체에 해로운 성분과 건조과정의 불순물이 약간 있으므로 이를 제거하기 위해 생강으로 법제하여 약물을 달일 때 사용해야 합니다.

❶ 생강을 3~5mm로 얇게 썰어서 스테인리스 솥에 4~5cm 두께로 바닥에 깔고
❷ 그 위에 백강잠이나 석룡자를 광목 등 면보자기에 싸서 생강 위에 올려놓고
❸ 솥뚜껑을 닫고 불을 붙여 열을 가합니다. 보통 30분 정도면 생강진이 백강잠과 석룡자에 스며들어 제독이 됩니다.
❹ 법제가 이루어지면 불을 끄고 백강잠, 석룡자를 꺼내 말려서 약재로 쓰면 됩니다.

약물 마시는 방법

처음에는 위의 1첩 처방약을 달여서 1일 3~4회 나누어서 복용합니다. 복용시간은 식사 30분 전 각 1회씩 3회 복용하되 취침 전 30분에 1회 추가하여 4회 복용하는 것이 효과적이며(소화력이 약하여 식전 복용시 흡수력이 떨어지는 경우에는 식후 30분경에 복용하셔도 됩니다) 첫째날 1첩 둘째날 2첩 3일 이후부터는 1일 3첩까지 복용량을 늘리되 몸에서 흡수되는 대로 소화력을 감안하여 하루 1첩~3첩 사이에서 각 개인에 알맞게 복용량을 조절하십시오.

좋은 약재를 구하는 방법

한약재를 구입할 때 질이 좋은 약재를 구해서 써야 더 많은 약효를 기대할 수 있습니다.

- 오래 묵은 약재는 약효가 떨어집니다.
- 곰팡이가 피는 등 부패된 약재는 약효가 없을 뿐더러 몸에 해로울 수 있습니다.
- 냄새를 맡아 봐서 순수 약재향 외에 다른 냄새가 나는 것은 좋은 않습니다.
- 국산과 수입산 약재 중 가능하면 국산 약재를 쓰는 것이 효과적입니다.
- 외관상 보기에 좋은 것을 구하되 표백 등 약품 처리된 것은 피하는 것이 중요합니다.
- 자연산 약재와 재배산 약재 중에서는 자연산이 효과가 좋습니다.

체질에 알맞는 식이요법

　음식물은 우리 인간을 비롯한 모든 동물류의 생존에 필수조건이며 이를 적절히 활용하면 건강유지에 많은 도움이 되지만 적절치 못할 경우 서서히 건강이 약화되어 암을 비롯한 각종 질환의 원인이 되기도 합니다. 이처럼 생명의 원천인 음식물과 우리 건강과의 중요성은 아무리 강조해도 지나치지 않습니다.
　그런데 우리가 평소 생활에서 선호하는 음식이 사람에 따라 다르게 나타날 수 있습니다. 사람에 따라 체질이 다르며 성격과 장부의 대소, 각종 음식물의 종류별 흡수력도 체질별로 다릅니다. 이렇듯 인체를 분류하여 건강유지 및 투병생활에 도움이 되도록 체질을 네 종류로 분류하여 나눈 것을 4상체질이라 합니다. 체질에 대해 가장 먼저 언급하신 분은 동무 이제마 선생님입니다.

건강이 좋은 사람은 잘 느낄 수 없으나 몸이 약한 사람은 내 몸에 흡수력이 높지 않은 식품을 먹었을 때 소화력이 떨어지는 등의 장애를 느껴 본 경험이 있었을 것입니다. 특히 암이나 난치병 등으로 체력과 소화력이 약한 경우에는 자기 체질을 알고 흡수력이 높은 식품 위주로 식생활을 바꿔 나가면 건강을 회복하는 데 많은 도움이 됩니다.

특별히 몸에 병이 없더라도 평소 체질과 식품의 상관관계를 염두에 두고 생활을 한다면 무병장수에 좋으리라 생각됩니다. 그렇다고 음식을 편식하라는 게 아니며 흡수력이 높은 식품 위주로 섭취하고 흡수력이 떨어지는 식품은 조금씩 드시면 되겠습니다.

현재 체질분류 방법은 사람의 체형이나 성격, 또는 좋아하는 음식을 보고 감별하는 방법, O링 테스트에 의한 방법, 혈액형별 분류방법 등 여러 방법이 있으나 가장 활용하기 쉬운 방법 두 가지만 소개하겠습니다.

혈액형에 의한 체질분류 방법

소양체질

몸에 화기(火氣)는 지나치게 많고 수기(水氣)는 모자랍니다. 한마디로 열이 많은 체질입니다. 심장의 기능은 튼튼하지만 콩

팥의 기능이 약합니다. 대개 혈액형이 O형인 사람이 많습니다. 공해로 인한 독에 매우 약한 편입니다. 보약으로 익모초가 좋고, 성질이 뜨거운 약재인 인삼, 부자, 초오, 녹용, 꿀 등은 좋지 않습니다.

소음체질

소양체질과는 반대로 수기(水氣)는 지나치게 많고 화기(火氣)는 모자랍니다. 신장기능은 왕성하지만 심장의 기능이 모자랍니다. 혈액형은 대개 B형입니다. 몸이 찬 편이므로 성질이 따뜻한 음식이나 약을 먹는 것이 좋습니다. 어떤 약이든 약효가 잘 나타나는 편이며, 인삼, 부자 같은 성질이 뜨거운 약재가 보약으로 좋습니다. 소음체질은 대개 소화기능이 허약합니다.

태음체질

음양오행 학설로 볼 때 목기(木氣)는 지나치게 많고 금기(金氣)는 모자랍니다. 그러므로 간의 기능은 왕성하지만 폐의 기능이 약합니다. 혈액형은 대개 A형이며 폐기능이 약하므로 폐결핵, 폐암 같은 폐질환 및 장질환에 주의해야 합니다. 폐암 환자 중 태음인 체질의 환자가 많습니다. 폐기능을 높이는 식품과 약재, 그리고 몸을 따뜻하게 하는 녹용이나 쑥이 보약으로 좋습니다. 또한 목기가 왕성하다 보니 지방간, 간염, 간경화, 간암 등

간계통의 질환에도 주의해야 합니다.

태양체질

태양체질은 매우 드뭅니다. 음양오행 학설로 볼 때 금기(金氣)는 지나치게 많고 목기(木氣)는 모자랍니다. 혈액형이 AB형인 사람 중에 드물게 나타납니다. 좀처럼 병에 걸리지 않으나 한번 병에 걸리면 여간해서는 잘 낫지 않는 체질입니다. AB형은 체질분류 비율이 태음, 소음, 소양, 태양 순으로 나타납니다.

O링 테스트

요즈음 체질을 알아내는 방법으로 오링 테스트(O-ring test)를 흔히 씁니다. 방법이 간단하여 전문가가 아니더라도 해볼 수 있습니다.

정남향을 향해 서서 어떤 식품을 손에 쥐었을 때 몸에 얼마나 힘이 주어지냐에 따라 체질을 알아내는 방법입니다. 왼손에 식품이나 약재를 쥐고 오른손의 엄지와 검지로 동그라미를 만들어 손가락 끝을 붙여 힘을 주고 그 손가락에 걸리는 힘에 따라서 체질을 알아냅니다.

신기하게도 식품이나 약재, 사람에 따라 손가락에 주어지는 힘이 다르게 나타납니다. 이를테면 소음체질의 사람이 쌀이나 감자를 쥐었을 때에는 힘이 세게 주어지지만 보리나 팥을 쥐면 힘이 약해집니다. 또 소양체질인 경우 인삼이나 녹용을 손에 쥐었을 때 힘이 약해지고 영지버섯이나 참외 등을 잡으면 힘이 세집니다.

이 방법은 '같은 성질의 것은 밀어내고 반대 성질의 것은 끌어당기는' 음양의 이치를 극명하게 보여주는 자연계의 한 현상입니다. 자석과 마찬가지로 인체를 구성하고 있는 세포들은 가까이에 다가온 식품의 성질을 스스로 판별하여 온몸의 세포에 이 정보를 전달하여 반응하게 하는 본능적인 능력을 지니고 있습니다. 세포들은 접촉을 통해서 뿐만 아니라 빛, 소리, 또는 마음의 상태에 따라서 각기 다르게 작용합니다.

세포들은 자기가 좋아하는 것과 싫어하는 것에 대해 분명한 반응을 보이고 그 반응이 오링 테스트에 나타납니다. 인체의 각 세포들은 자기에게 도움이 되는 영양분과 물, 산소를 본능적으로 찾고 독, 노폐물, 탄산가스 같은 것은 멀리하려 애씁니다.

세포는 자기가 좋아하는 것이 가까이 올 때 힘을 내고 싫어하는 것이 가까이 올 때 힘을 잃는다는 것이 오링 테스트의 기본 원리입니다.

이 방법은 체질을 알아내는 간단한 방법 중의 하나입니다.

소양인(少陽人)

	흡수력이 높은 식품	흡수력이 낮은 식품
곡물류	쌀, 녹두, 보리, 검은팥, 통밀가루, 유색콩, 모밀, 검은깨, 들깨, 강낭콩, 완두콩	찹쌀, 차조, 수수, 흰밀가루, 붉은팥, 흰콩, 율무, 참깨, 옥수수
채소류	배추, 푸른상추, 시금치, 양배추, 열무, 미나리, 샐러리, 신선초, 케일, 취나물, 오이, 마늘, 무, 연근, 토란, 우엉, 가지, 호박, 쑥, 쑥갓, 냉이, 달래, 씀바귀, 깻잎, 돌나물, 비름, 익모초, 파슬리, 컴프리, 어성초	감자, 고구마, 파, 양파, 당근, 도라지, 더덕, 마, 생강, 카레, 후추, 겨자, 유색상추, 부추
과일류	감, 곶감, 배, 포도, 참외, 수박, 딸기, 멜론, 바나나, 파인애플, 키위, 토마토, 복숭아, 유자, 매실, 살구, 무화과, 잣, 아몬드	사과, 귤, 오렌지, 레몬, 밤, 대추, 호두
고기류	오리고기, 돼지고기, 쇠고기	닭고기, 개고기, 염소고기, 양고기
생선류	새우, 굴, 조개, 게, 재첩, 바지락, 전복, 오징어, 낙지, 문어, 고등어, 청어, 꽁치, 정어리, 멸치, 가자미, 도미, 갈치, 삼치, 참치, 연어, 잉어, 장어, 미꾸라지	조기, 멍게, 해삼
해조류		미역, 김, 다시마, 파래
버섯류	송이버섯, 표고버섯, 팽이버섯, 느타리버섯, 영지, 운지	
기타		인삼, 녹용, 꿀, 화분

소음인(少陰人)

	흡수력이 높은 식품	흡수력이 낮은 식품
곡물류	쌀, 찹쌀, 차조, 통밀가루, 흰콩, 유색콩, 옥수수, 참깨, 강낭콩, 메조, 완두콩	보리, 팥, 흰밀가루, 모밀, 수수, 검은콩, 녹두, 율무, 검은깨, 들깨
채소류	푸른상추, 양배추, 시금치, 파, 양파, 생강, 마늘, 고추, 취나물, 무, 연근, 우엉, 호박, 가지, 감자, 고구마, 열무, 쑥, 쑥갓, 냉이, 달래, 씀바귀, 돌나물, 비름, 부추, 익모초, 파슬리	배추, 케일, 신선초, 유색상추, 미나리, 샐러리, 도라지, 더덕, 당근, 오이, 마, 토란, 컴프리
과일류	사과, 귤, 오렌지, 토마토, 복숭아, 대추, 딸기, 자몽, 레몬, 유자, 살구, 무화과, 호도, 은행	참외, 수박, 멜론, 감, 곶감, 포도, 밤, 잣, 배, 바나나, 파인애플, 키위, 모과, 아몬드
고기류	오리고기, 닭고기, 쇠고기, 개고기, 양고기, 염소고기	돼지고기
생선류	가자미, 도미, 조기, 삼치, 멸치, 연어, 잉어, 장어, 미꾸라지, 해삼	조개, 새우, 게, 굴, 오징어, 낙지, 갈치, 고등어, 청어, 전복, 문어, 꽁치, 멍게, 재첩, 바지락
해조류	미역, 김, 다시마, 파래	
버섯류	송이버섯, 표고버섯, 팽이버섯, 느타리버섯	영지, 운지
기타	인삼, 녹용, 꿀	찬음식, 얼음, 맥주

태양인(太陽人)

	흡수력이 높은 식품	흡수력이 낮은 식품
곡물류	쌀, 통밀가루, 보리, 검은팥, 완두콩, 검은콩, 콩, 호밀, 녹두, 옥수수, 검은깨, 들깨, 모밀, 메조, 강낭콩	찹쌀, 차조, 수수, 흰밀가루, 흰콩, 율무, 땅콩, 붉은팥, 참깨, 참기름
채소류	배추, 양배추, 케일, 푸른상치, 푸른야채, 취나물, 가지, 오이, 토마토, 시금치, 숙주나물, 감자, 우엉, 연근, 토란, 쑥, 쑥갓, 취나물, 냉이, 달래, 씀바귀, 돌나물, 마늘, 비름, 파, 양파, 파슬기, 익모초, 케일, 컴프리	무, 당근, 도라지, 더덕, 마, 열무, 미나리, 샐러리, 유색상추, 부추, 어성초
과일류	배, 감, 곶감, 포도, 귤, 오렌지, 모과, 복숭아, 잣, 살구, 딸기, 바나나, 파인애플, 토마토, 키위, 머루, 무화과	참외, 사과, 밤, 대추, 호두, 은행, 멜론, 수박
고기류		모든 육류
생선류	게, 재첩, 바지락, 전복, 낙지, 문어, 새우, 조개, 굴, 오징어, 꽁치, 멸치, 청어, 고등어, 가자미, 도미, 연어, 바다장어, 조기, 참치	미꾸라지, 민물장어, 잉어, 멍게, 해삼
해조류	김, 미역, 다시마, 기타 해초류	
버섯류	송이버섯, 표고버섯, 팽이버섯, 느타리버섯	영지, 운지
기타		기름진 음식, 꿀, 화분, 인삼, 녹용, 홍차, 커피

태음인(太陰人)

	흡수력이 높은 식품	흡수력이 낮은 식품
곡물류	쌀, 통밀가루, 찹쌀, 차조, 수수, 흰콩, 붉은팥, 유색콩, 율무, 참깨, 강낭콩, 완두콩, 메주콩, 옥수수	보리, 메밀, 흰밀가루, 검은콩, 검은팥, 녹두, 검은깨, 들깨
채소류	감자, 고구마, 무, 당근, 도라지, 더덕, 연근, 마, 우엉, 시금치, 호박, 양배추, 푸른상추, 취나물, 마늘, 파, 양파, 생강, 콩나물, 가지, 쑥, 달래, 냉이, 씀바귀, 비름, 돌나물, 파슬리	배추, 케일, 유색상추, 미나리, 신선초, 샐러리, 숙주나물
과일류	사과, 귤, 수박, 밤, 호두, 잣, 은행, 오렌지, 레몬, 유자, 살구, 토마토, 딸기, 복숭아	감, 곶감, 포도, 대추, 참외, 멜론, 모과, 키위, 파인애플
고기류	오리고기, 쇠고기, 개고기, 양고기, 닭고기, 염소고기	
생선류	조기, 가자미, 도미, 삼치, 멸치, 연어, 잉어, 장어, 미꾸라지, 멍게, 해삼	조개류, 게, 새우, 굴, 오징어, 낙지, 갈치, 고등어, 청어, 전복, 꽁치, 참치, 문어, 바지락
해조류	미역, 김, 다시마, 파래	
버섯류	송이버섯, 표고버섯, 팽이버섯, 느타리버섯	영지, 운지
기타	인삼, 녹용, 꿀	

많이 활용해야 할 식이요법

각종 난치병 환자의 건강회복과 온가족의 건강을 위해 평소 식탁에 올라오는 장류 식품과 산야초, 버섯류, 오리탕, 다슬기탕을 소개합니다.

장류 식품

된장이나 간장, 고추장, 청국장 같은 전통 발효식품들은 우리 겨레의 오랜 지혜가 깃들어 있는 세계에서도 우수한 식품입니다. 이러한 장류 식품에 항암성분이 있다는 사실은 언론을 통한 학계의 발표가 여러 차례 있어서 많이 알려져 있습니다. 옛 의서에 의하면 장(醬)은 여러 가지 생선이나 채소, 버섯 등을 먹고 중독된 것을 풀어 주고 여러 가지 약으로 생긴 열에 상한 것과 화독을 푼다고 했습니다.

이와 같이 많은 효과가 있는 장류 식품을 더욱더 좋게 만드는 방법을 소개하겠습니다. 염분은 소금 속의 독성이 제거되고 약성을 높인 죽염이 가장 효과적이지만 경제성을 감안한다면 열처리된 소금을 이용해야 합니다. 콩은 일반 메주콩에 비해 쥐눈이콩(鼠目太)이 해독력이 월등하므로 색깔은 검어도 쥐눈이콩(서목태)을 사용하는 것이 효과적입니다.

이와 같이 죽염, 또는 열처리된 소금과 쥐눈이콩을 이용한 장

약성을 높인 된장, 간장 만드는 방법

❶ 먼저 쥐눈이콩으로 메주를 만들어서 장 만들 준비를 합니다. 염분은 반드시 양질의 죽염을 사용해야 합니다.
❷ 약성을 높이기 위해 약차 재료를 넣고 끓여서 그 물을 이용하여 장독의 물을 잡습니다.
❸ 이때 유황약오리를 쥐눈이메주콩 1말에 3~5마리 정도 달여서 약차 달인 물과 함께 장독에 부어서 만듭니다. 단 끓인 오리물에서 기름을 제거하고 사용합니다.
❹ 염분의 농도는 일반 장을 담글 때와 같이 죽염을 풀어 높여 나가면서 계란이 4분의 3 정도 물 속에 가라앉으면 적정 농도가 됩니다.
❺ 약재 중 유근피, 생강, 감초, 대추 외에는 구할 수 있는 범위 내에서 사용합니다. 아래 약재를 4~5시간 달여서 이 물을 장독의 양에 알맞게 부어 줍니다.

재료와 양

쥐눈이콩 1말 / 유근피 200g / 겨우살이 100g / 바위손 50g / 청미래 덩굴 뿌리 50g / 으름덩굴 50g / 삼백초 50g / 백화사설초 50g / 어성초 50g / 천마 50g / 생강 20g / 감초 20g / 대추 20g

류 식품을 많이 섭취하는 것이 환자의 건강회복은 물론 가족들의 건강유지에도 중요하리라 봅니다.

또한 장류 식품을 만들어 본 경험이 있으신 분은 다음과 같은 방법으로 약성을 높인 간장과 된장을 만들어 먹으면 환자의 건강회복에 많은 효과가 있습니다.

체질 개선에 효과적인 산야초와 버섯

산과 들에서 자생하는 산야초야말로 각종 요인으로 인해 악화된 체질을 개선하는 데 더 말할 나위 없이 좋은 식품입니다.

특히 제철에는 직접 먹거나 녹즙재료로 활용하고 구입이 어려운 철에도 건조된 산야초를 이용하는 등 산야초를 많이 섭취하는 지혜가 필요합니다.

흔히 구할 수 있고 건강회복에 많은 효과가 있는 산야초로는 주로 쑥, 취나물, 냉이, 머위, 돌나물, 민들레 등을 들 수 있으며 그 외에도 먹을 수 있는 산야초를 식탁에 자주 올리는 것이 좋습니다.

버섯 역시 무공해 자연식품이고 항염, 항균효과가 뛰어나므로 각종 난치병 치료 환자 및 건강한 사람에게 없어서는 안될 아주 소중한 건강식품으로 여겨집니다.

주로 활용할 수 있는 버섯류로는 표고버섯, 팽이버섯, 느타리버섯, 송이버섯 등을 들 수 있습니다.

오리탕과 다슬기탕 만드는 방법

난치병 환자에게 고기, 생선류는 해롭다고 주장하는 사람도 간혹 있습니다. 그러나 필자의 경험으로는 난치병 환자는 체력이 약해져 있으므로 환자의 체력유지를 위해서는 적절히 섭취하는 것이 건강회복에 도움이 된다고 생각합니다.

또 해독력과 보양효과가 뛰어난 오리와 간장과 위장에 좋은 다슬기탕도 환자에게 중요하리라 보여집니다.

오리탕

오리 1마리(머리, 발, 간 포함) / 마늘 5~20통 / 파 2~3뿌리 / 생강 적정량 / 된장, 고추장, 후추 / 머위줄기, 미나리 등 각종 야채류

→ 끓여서 기름을 걷어내고 드시되 식욕이 없으신 분은 국물만 드셔도 됩니다.

다슬기탕

다슬기 1그릇 / 마늘 5~10통 / 된장 적정량 / 파 2~3뿌리 / 생강 적정량 / 죽염

→ 탕을 만들 때 2~3시간 이상 달여서 드시되 재탕하십시오.

건강식사 조절방법(체질별 음식분류표 참고)

식사 쌀(현미 포함)+강낭콩+메조+옥수수+쥐눈이콩+율무+조+수수+보리 등의 잡곡밥, 또는 죽을 만들어 섭취하되 오래 씹으며 배불리 먹지 말고 소식하는 것이 좋습니다.

염분 모든 음식을 죽염이나 열처리된 소금으로 간을 맞추어서 드십시오. 또는 가정에서 굵은 천일염을 센불로 1시간 이상 볶아서 사용하실 수도 있습니다(소금을 볶을 때 유독가스가 발생하므로 밀폐된 공간에서 볶지 마십시오).

김치 배추, 무, 파 등 모든 채소류는 죽염이나 열처리된 소금을 이용하여 김치를 담그되 발효시켜 드시는 게 좋습니다.

산야초 쑥, 달래, 냉이, 머위, 취나물, 돌나물 등 산과 들에서 자생하는 나물류를 많이 드십시오.

해초류 김, 미역, 다시마 등 해초류도 적절히 드십시오.

버섯류 표고버섯, 느타리버섯, 팽이버섯 등을 항상 식탁에 올립니다.

장류 된장, 간장, 고추장, 청국장 등 장류 식품은 죽염, 또는 열처리된 소금과 맑은 물을 이용하여 재래식으로 만들어서 적절히 섭취하는 것이 좋습니다(콩은 쥐눈이콩을 이용하는 것이 가장 효과적입니다).

고기 쇠고기, 오리고기, 개고기 등 체질에 알맞은 고기류를 적절히 섭취하십시오.

생선 일반 육류보다 체내 흡수력이 높으므로 식탁에 많이 올리는 게 좋습니다.

물 인체에 흡수되는 밥물, 국물, 식수 등 모든 물은 생수나 지하수 등 오염되지 않은 물을 이용하십시오. 식사 중 국물과 식수 등을 가급적 적게 먹고 식후 한두 시간 사이에 물을 마시는 것이 소화력 향상에 도움이 됩니다.

기름 요리할 때는 가능하면 들기름이나 참기름, 또는 올리브유를 주로 사용합니다.

마늘 김치를 담그거나 국(오리탕, 소뼈탕, 다슬기탕, 기타)을 끓일 때, 또는 음식 요리시 마늘을 많이 사용하면 보양효과 및 각종 질환에 대한 저항력을 높여 주므로 활용하십시오.

콩나물 콩나물은 가정에서 생수나 지하수를 이용하여 길러서 먹는 것이 효과적입니다(콩나물 기르는 콩은 가능하면 쥐눈이콩을 이용하는 것이 좋습니다).

수면 저녁에 일찍 자고 아침에 일찍 일어나며 취침 전에 음식을 먹지 않습니다.

운동 항상 몸을 따뜻하게 하고 적절한 운동을 합니다.

약차요법

약차는 산야에 자생하는 초목 중에서 인체에 해가 없으면서 항암, 항염, 항균 작용에 강한 약재를 이용하여 차처럼 자주 마시는 것을 말합니다.

약차 재료로는 느릅나무 뿌리 껍질, 겨우살이, 바위손, 꾸지뽕나무, 으름덩쿨, 산죽잎, 선학초, 백화사설초, 어성초, 삼백초, 청미래덩쿨 뿌리, 천마, 화살나무, 오갈피나무, 와송, 일엽초, 까마중 등이 주로 쓰입니다.

약재는 자연산이 좋으며 수입종보다는 국산이 더 효과적입니다. 약재 구입시 오래되지 않은 것, 곰팡이가 없는 것, 화학약품 처리가 되지 않은 것에 유의해야 합니다.

약차를 만들 때는 위의 약재 중 우리 주변에서 흔히 구할 수 있고 효과가 좋은 느릅나무 뿌리껍질, 겨우살이, 청미래덩굴 외의 약재는 구할 수 있는 범위 내에서 활용하되 생강, 감초, 대추를 추가하여 약차를 만듭니다. 약재 종류는 위의 여섯 종류 외에 구할 수 있는 약재를 활용하여 보통 8~15종류 범위 내에서 다음과 같이 만들어 드실 수 있습니다.

약차 마시는 방법

- 처음에는 조금씩 복용하다가 몸에서 흡수되는 정도를 보면서 점차 적으로 양을 늘려서 복용하십시오.
- 보리차 대용으로 항상 수시로 복용합니다.
- 드실 때는 차게 드시지 마시고 따뜻하게 데워서 복용하십시오.
- 데우기 어려운 경우에는 최소한 찬기운은 없애신 후에 드십시오.
- 위와 같이 약차를 만들었을 때 보통 3~4일 간 드실 수 있습니다.

약차 만드는 방법

❶ 약차 1봉을 스테인리스, 또는 옹기솥(압력솥은 사용하지 않는다)에 넣고 물을 13~15리터(7~8되 : 일반 가정에서 사용하는 찜통그릇의 4분의 3 정도) 부어서 센불에 놓습니다.
❷ 물이 끓으면 불을 약하게 놓고 은근하게 3~5시간 달여서 처음 부었던 물의 양이 2분의 1 정도 되게 만들어서 적당히 식힙니다.
❸ 약재를 광목이나 삼베 같은 주머니에 넣어서 달이면 물이 깨끗하고 편리합니다.
❹ 한 번 달인 물은 3일 정도 지나면 다시 한 번 끓여서 보관하여 드십시오.
❺ 반드시 냉장고에 차게 보관하십시오.

재료와 양

느릅나무 뿌리껍질 40~50g / 바위손 20~30g(부처손) / 겨우살이 30~40g(참나무과에 기생하는 것 사용) / 청미래덩굴 뿌리 20~30g(명감나무 뿌리) / 꾸지뽕나무 20~30g(가시 달린 산뽕나무) / 으름덩굴 20~30g / 백화사설초 20~30g / 삼백초 20~30g / 어성초 20~30g / 천마 20~30g / 생강 5쪽 / 감초 5쪽 / 대추 5개

쑥뜸요법

쑥은 우리가 건강하게 살아가는 데 있어서 효용가치가 높은 식물입니다. 쑥의 약성과 뜸불의 열기가 합쳐지면 각종 질병 치료에 크게 도움이 됩니다. 쑥뜸은 몸을 따뜻하게 하고 면역기능을 높이고 혈액의 흐름을 좋게 하며 소화기능을 좋게 하는 등 여러 가지 좋은 작용이 있습니다. 각종 질환 치료의 보조요법으로 쑥뜸이 꼭 필요합니다. 쑥뜸의 효과를 간략하게 정리하면 다음과 같습니다.

염증을 치료합니다

뜸은 갖가지 만성 질병 때 생기는 삼출액을 흡수하는 작용을 합니다. 핏줄을 확장시켜 피와 림프액의 순환을 왕성하게 하여 여러 가지 만성 질병으로 생기는 삼출액을 흡수하거나 용해를 촉진합니다. 또한 염증이 퍼지는 것을 막고 낫게 합니다.

면역기능을 높여 줍니다

뜸은 면역기능 형성에 작용하여 항체를 늘리는 작용을 합니다. 주로 백혈구가 병균을 잡아먹는 작용을 높이고 항체형성에도 도움을 줍니다.

혈액의 흐름을 좋게 합니다

뜸을 뜨면 처음에는 혈관이 줄어들었다가 나중에는 늘어납니다. 뜸의 자극이 혈관을 확장하고 혈관벽의 투과성을 높입니다. 또 뜸을 뜰 때에 혈청 중에 말초혈관을 줄어들게 하는 물질과 심장기능을 촉진하는 물질이 생기며 이 물질이 얼마나 많이 생기느냐에 따라서 혈관이 줄어들거나 늘어나게 됩니다.

뜸을 뜨는 동안 혈압의 변화가 일어나는데 뜨거움을 느낄 때는 혈압이 올라가고 뜨거운 자극이 없어지면 내려갑니다.

소화기능을 도와줍니다

뜸은 소화기 계통의 모든 질환에 좋은 효과가 있습니다. 뜸은 위장운동이 너무 심할 때에는 줄어들게 하고, 부족할 때에는 위

운동을 늘어나게 합니다.

　만성 소화기 질환을 뜸으로 치료하였더니 만성 위염과 위궤양에는 치료성적이 72.4퍼센트였으며 위하수에는 치료성적이 87퍼센트였다고 합니다.

내분비선 기능을 조절합니다

　뜸은 신경계통과 내분비선 기능을 조절하여 진정작용과 진통작용을 합니다. 뜸은 교감신경 계통을 긴장시켜 갑상선 호르몬이 잘 분비되게 하고 심장박동을 강화하여 혈액순환이 잘되게 합니다.

　또 뜸은 통증을 느끼는 신경의 흥분을 억제하고 말초신경을 자극하여 독을 풀어 주기 때문에 통증을 멈추거나 완화합니다.

백혈구나 적혈구를 크게 늘립니다

　뜸은 피의 조성 성분에 뚜렷한 영향을 줍니다. 뜸을 뜬 후 약 5분 사이에 백혈구가 늘어나기 시작하여 1~2시간 뒤에는 정상인의 2배가 되며 4~5시간 뒤에는 약간 줄어들었다가 8시간쯤 지나서는 다시 백혈구 수가 늘기 시작하여 2~5배에 이르며 그것이 4~5일 지속되고 백혈구의 움직이는 속도와 탐식기능이 높아집니다.

　또 적혈구와 혈색소의 양도 늘어납니다. 한 연구결과에 따르면 뜸을 뜰 때 적혈구는 1~2개월까지는 늘어나고 3개월째부터는 점차 줄어든다고 하였습니다.

또 뜸은 혈액 속의 콜레스테롤 수치를 낮게 하여 동맥경화나 고혈압을 치료하는 작용도 있습니다.

전신의 발육을 좋게 합니다

뜸은 전신의 발육에도 영향을 미칩니다. 토끼를 놓고 실험한 결과 뜸을 뜬 토끼는 뜸을 뜨지 않은 토끼보다 몸무게가 훨씬 늘어났다고 했습니다. 또 뜸은 방사선 치료 때 나타나는 부작용인 백혈구 감소를 회복시킬 수 있습니다.

난치병 치료에 간접뜸이 좋은 이유

뜸은 간접뜸과 직접뜸으로 나눌 수 있습니다. 직접뜸은 쑥뭉치를 뜸을 뜨려는 부위에 놓고 불을 붙여 태워서 쑥불이 직접 살에 닿아서 흉터가 남게 하는 방법이고 간접뜸은 뜸을 뜨려는 자리에 어떠한 매개체를 놓은 다음 그 위에 쑥뭉치를 놓고 불을 붙여 흉터가 남지 않게 하는 방법입니다.

간접뜸에는 종류가 매우 많아 소금뜸, 마늘뜸, 생강뜸, 부자뜸, 후추뜸, 뜸대뜸, 뜸통뜸, 뜸침, 전열뜸, 발포뜸 같은 것이 있습니다. 요즈음 유행하는 것으로 간장찌꺼기에서 나온 장석에

홈을 파서 그것을 뜸을 뜨려는 자리에 놓고 그 위에 쑥뭉치를 얹어 태우는 '장석 쑥뜸법' 같은 것이 있습니다.

　대체로 직접뜸은 치료효과는 크고 빠르지만 통증이 극심하고, 흉터가 남으며 체력을 크게 소모시킬 뿐만 아니라 잘못하면 부작용이 생기는 등의 단점이 있고, 간접뜸은 효과가 작고 느린 대신 별로 뜨겁지 않고 흉터가 생기지 않으며 부작용이 없는 등의 장점이 있습니다.

　직접뜸의 장점과 간접뜸의 장점만을 취할 수 있도록 개량한 쑥뜸법이 심주섭옹이 창안한 링 쑥뜸법입니다. 링 쑥뜸법이란 콩가루와 밀가루를 섞어 반죽하여 만든 지름이 6센티미터쯤 되는 원형 받침대를 뜸을 뜨려고 하는 자리에 놓고 그 위에 쑥뭉치를 놓고 불을 붙여 태우는 것입니다. 이 뜸을 각종 질병 치료에 보조요법으로 써 본 결과 회복이 더욱 빨라졌습니다.

☽ 뜸 뜨는 데 필요한 재료

쑥

　시중의 건재 약방이나 의료기 판매점에서 뜸쑥으로 가공해 놓은 것을 구해서 씁니다. 강화도나 백령도에서 난 싸주아리쑥이 약효가 제일 높다고 합니다.

링 받침대

링 받침대는 뜸불로 인한 화상을 입지 않으면서도 뜸의 효과를 얻을 수 있도록 만든 것입니다. 날콩가루와 밀가루를 7 대 3의 비례로 반죽하여 만들며 만드는 방법은 아래와 같습니다.

- 날콩가루 350그램과 밀가루 150그램을 잘 섞습니다.
- 물을 부어 반죽을 합니다. 너무 질지도 않고 되지도 않게 반죽이 되어야 합니다.
- 반죽을 밥상이나 널빤지 같은 평평한 곳에 놓고 바닥에 밀가루를 살짝 뿌린 다음 홍두깨로 두께가 1.5~2센티미터쯤 되게 밉니다.
- 밀어 놓은 반죽을 지름이 6센티미터쯤 되는 작은 원형 그릇 같은 것으로 찍어냅니다.
- 반죽의 가운데 부분을 지름이 2~2.5센티미터쯤 되는 작은 원형 그릇으로 다시 찍어내어 도넛 모양으로 만듭니다. 받침대를 15~20개 정도 만들어야 한 사람이 쓸 수 있습니다.
- 도넛 모양으로 만든 받침대를 평평한 널빤지에 옮겨 그늘에서 4~5일쯤 말립니다. 햇빛에 말리면 금이 가서 못쓰게 됩니다.
- 완성된 링 받침대는 바깥지름이 5센티미터, 안지름이 2.5센티미터, 높이가 1~1.5센티미터쯤 됩니다.

나무절구

나무절구는 어린아이 주먹만한 뜸장을 손쉽게 만들기 위한 기구입니다. 뜸장을 손으로 비벼 만들 수도 있으나 시간이 많이 걸릴 뿐만 아니라 일정한 모양대로 만들기가 어렵습니다. 쑥뜸을 오래하기 위해서는 나무절구를 만들어 두는 것이 편리합니다.

- 가로 세로 각 10센티미터쯤 되는 원통꼴의 나무 윗면에 지름 4센티미터쯤 되는 둥근 원을 그립니다.
- 조각칼로 깊이가 6센티미터쯤 되게 원추형으로 파냅니다.

나무막대

뜸장 가운데에 구멍을 뚫어 주기 위한 도구입니다. 뜸장 가운데 구멍을 뚫어 주면 뜸쑥이 탈 때 나오는 연기가 구멍 속에서 대류현상을 일으켜 혈자리 속에 더 많이 흡수됩니다.

길이 10센티미터 지름 5밀리미터쯤 되는 간단한 나무 끝을 원추형으로 뾰족하게 깎으면 쉽게 만들 수 있습니다.

나무막대 대신 몸통에 주름무늬가 있는 볼펜 같은 것을 사용해도 됩니다.

뜸 뜨는 방법

- 쑥을 나무절구에 가볍게 다져 넣고 뜸장 가운데에 나무막대를 꽂아 뜸장을 빼냅니다.
- 뜸장의 둥근 면이 바닥에 닿게 놓습니다.
- 뜸장 1개를 링 받침대 위에 올린 다음 뜸장과 링 받침대에 틈이 생기지 않도록 매만져 줍니다.
- 편하게 누워 신궐(배꼽 한가운데), 관원(배꼽에서 자기 손가락으로 3개 반쯤 아래 지점), 중완(배꼽에서 자기 손가락으로 4개 반 위쪽)과 각 증상에 알맞게 뜸장을 올려 놓은 링 받침대를 올립니다.
- 뜸장에 불을 붙입니다.
- 쑥이 타면서 연기가 나고 살이 뜨거워지는 느낌이 들면 링 받침대 밑에 다른 링 받침대를 끼워 넣습니다. 이때 서로 구멍이 잘 맞게 해서 받침대 사이로 연기가 새어나오지 않게 해야 합니다.
- 뜸장이 타들어 가면서 다시 링 받침대 하나를 더 끼워 넣습니다.
- 대개 링 받침대를 3개 올리면 뜸장이 다 탈 때까지 견딜 만하지만 간혹 뜨거움을 참지 못하는 사람도 있습니다. 그런 사람들은 링 받침대를 1개씩 더 끼워도 괜찮습니다.
- 쑥이 다 타서 쑥불이 꺼지고 나면 링 받침대 위에 얹힌 재

를 털어냅니다.
- 앞에서와 같은 요령으로 각 혈자리에 2장씩을 더 뜨면 기본 석장뜸을 뜬 것이 됩니다.
- 뜸을 마치면 수건이나 휴지로 혈자리에 묻어 있는 쑥 진액을 닦아냅니다. 물로 씻거나 물을 묻히면 뜸효과가 없어집니다.
- 이와 같은 요령으로 세 군데의 혈자리에 하루에 1~2회부터 시작하여 점진적으로 늘려 나가되 환자의 체력과 적응되는 것을 보아 가면서 조절해 나갑니다.

뜸을 뜰 때 조심해야 할 것들

환기가 잘되는 방에서 방을 따뜻하게 해놓고 뜸 뜨기를 시작해야 합니다. 추울 때 창문을 열어 놓고 뜸을 뜨면 감기에 걸릴 수도 있으므로 조심해야 합니다.

뜸장을 중완, 신궐, 관원과 증상에 따라 여러 혈에 동시에 올려 놓고 뜨되, 한 군데에 1~6장의 범위 안에서 체력에 맞게 조절해서 뜹니다. 처음에는 1~2회씩 뜨다가 차츰 횟수를 늘립니다. 대개 기본 3장씩을 뜨는 데 1시간쯤 걸립니다.

뜸장에 불을 붙일 때는 위에서부터 아래로 붙여 내려와야 합니다. 곧 중완, 신궐, 관원 순서로 불을 붙여야 합니다.

링 받침대는 처음에는 1개를 놓고 뜨다가 뜨거워지면 1~2개를 더 올립니다. 너무 뜨거워 물집이 생기지 않도록 주의하고 물집이 생기면 소독한 바늘 같은 것으로 터뜨려서 물을 빼고 나서 뜸을 뜹니다.

식후 1시간 이내거나 빈속에는 뜸을 뜨지 않는 것이 좋습니다. 또 뜸을 뜨는 동안 술을 먹거나 성관계를 해서는 안됩니다. 또 닭고기, 돼지고기, 찬음식을 먹지 말아야 하며 찬바람을 쐬는 것도 좋지 않습니다.

뜸을 뜨는 동안 가슴이 답답하거나 심장에 이상이 오면 바로 뜸 뜨기를 중단하고 전문가에게 도움말을 구합니다.

뜸을 뜨고 나서 뜸자리가 가려울 때는 3~5일쯤 쉬었다가 가려움 증상이 가라앉으면 뜨기를 반복하여 몸에 적응시킵니다. 그렇게 해도 가려움이 멈추지 않을 때는 뜸을 중단하는 것이 좋습니다.

뜸을 뜨고 나서 뜸자리에 남은 쑥진은 휴지로 닦아냅니다. 뜸을 시작하기 전에 먼저 뜬 자리에 남은 쑥진은 휴지나 수건에 물을 묻혀 닦아내도 좋습니다. 뜸을 뜨고 나서 찬음식, 찬물을 먹지 말고 3시간 안에는 목욕을 하지 않는 것이 효과적입니다.

링 받침대 사이로 연기가 새어나갈 때에는 사포로 문질러 틈이 생기지 않도록 하고 또 제일 위쪽 뜸장을 올리는 링 받침대는 한 번 사용한 것을 계속 사용하도록 합니다.

쑥뜸 혈자리

쑥링을 올려 놓기가 좁은 혈자리의 뜸을 뜰 때는 생강이나 마늘을 3~5밀리미터쯤 되게 칼로 잘라서 4~5군데 구멍을 낸 다음 그 위에 쑥을 적절하게 원추형으로 손으로 만들어서 생강이나 마늘 위에 올려 놓고 뜸을 뜨시면 됩니다.

이때 너무 뜨겁게 뜨면 화상을 입어 물집이 생기므로 화상을 입지 않도록 적절히 조절하십시오.

증상별 쑥뜸 혈자리

중완, 신궐, 관원혈은 모든 환자의 기본 혈자리입니다(이하 기본혈). 기본혈에 추가하는 혈은 체력을 감안하여 3~4혈을 추가하십시오.

증상		혈자리
류머티스 관절염	척추 부위	대추, 명문, 은문, 협척혈 추가
	견괄절 부위	견우, 견정, 천종혈 추가
	주관절 부위	곡지, 천정, 곡택혈 추가
	지(指)관절 부위	팔사, 상팔사혈 추가
	완(腕)관절 부위	양계, 양지, 완골, 대능혈 추가
	천추 부위	소장수, 방광수, 요양관, 관원수, 질변, 노수혈 추가
	고관절 부위	환도, 양능천, 절골혈 추가
	슬관절 부위	학정, 독비, 슬안, 족삼리, 양능천, 음능천혈 추가
	족관절 부위	해계, 구허, 태계, 곤륜, 신맥, 조해, 상구, 중봉혈 추가
	족지(足止)관절 부위	상팔풍(☆), 팔풍(△)혈 추가
퇴행성 관절염		기본+합곡, 곡지, 족삼리, 음능천, 양능천
신경통		기본+대추, 신주, 지양, 궐음수, 독수, 아시혈(통증 부위)
산후통		기본+대포, 합곡, 족삼리, 곡지
허리 디스크		기본+협척, 신수, 요수, 명문, 대장수, 질변, 환도
통풍		기본+아시혈
루푸스		기본+신주, 영대, 명문, 신수
늑간 신경통		기본+기문, 장문, 대포, 간수, 격수

뜸자리 앞

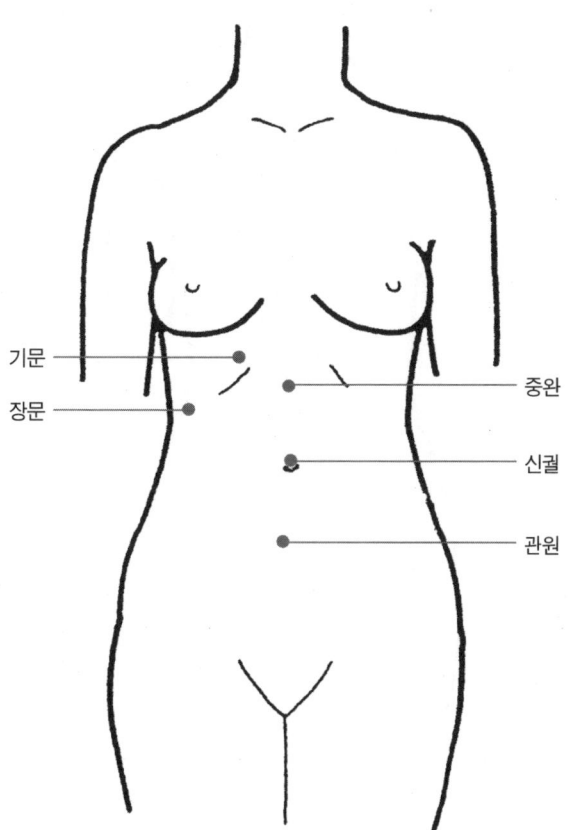

뜸자리 뒤

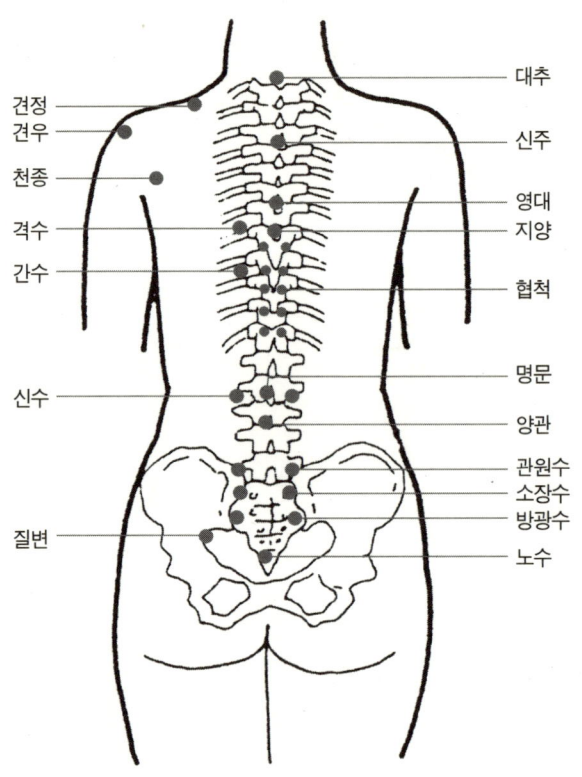

※ 협척 : 제1경추에서 제5요추까지 각 극돌기의 좌우 0.5촌~1촌 좌우 48혈

팔의 뜸자리

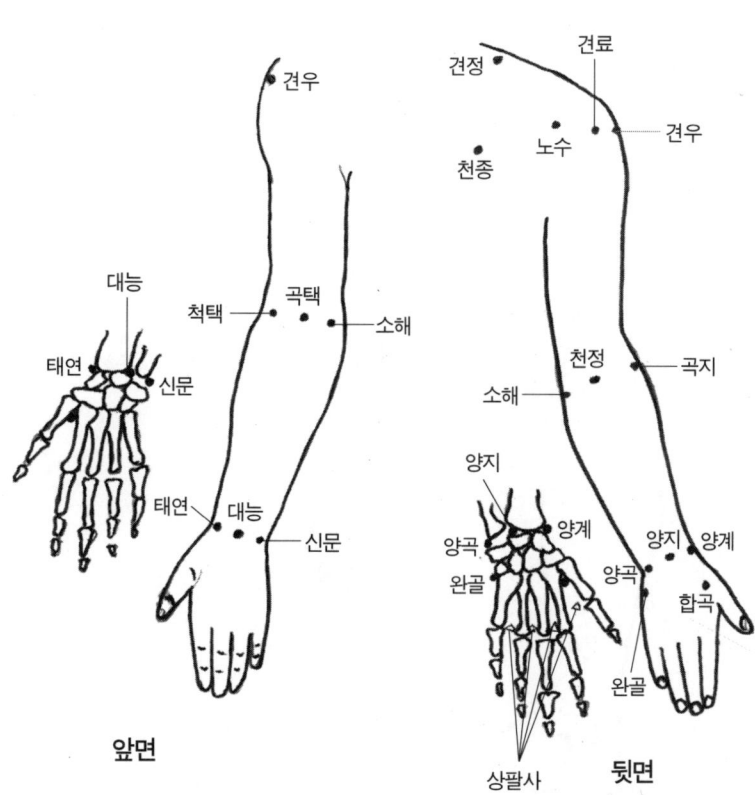

앞면   뒷면

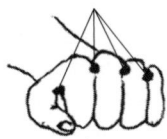

팔사(좌우 합하여)

다리의 뜸자리(1)

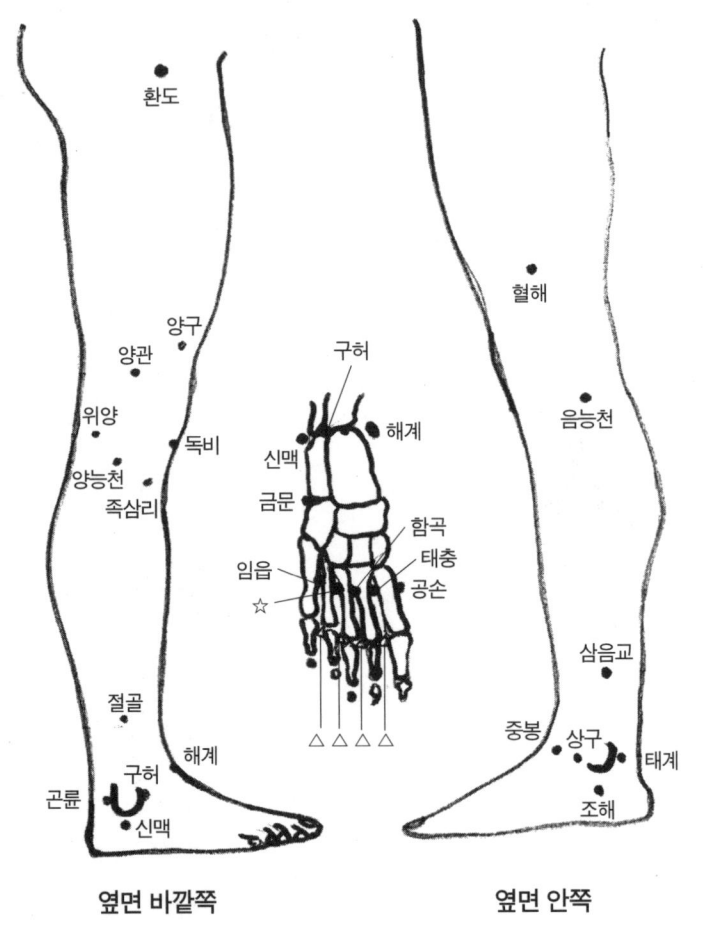

옆면 바깥쪽   **옆면 안쪽**

☆ 상팔풍 : 태충 함곡 임읍 ☆ (좌우 합하여)
△ 팔풍혈 : 足中足骨 사이 좌우 합해 8혈(△표시혈)

다리의 뜸자리(2)

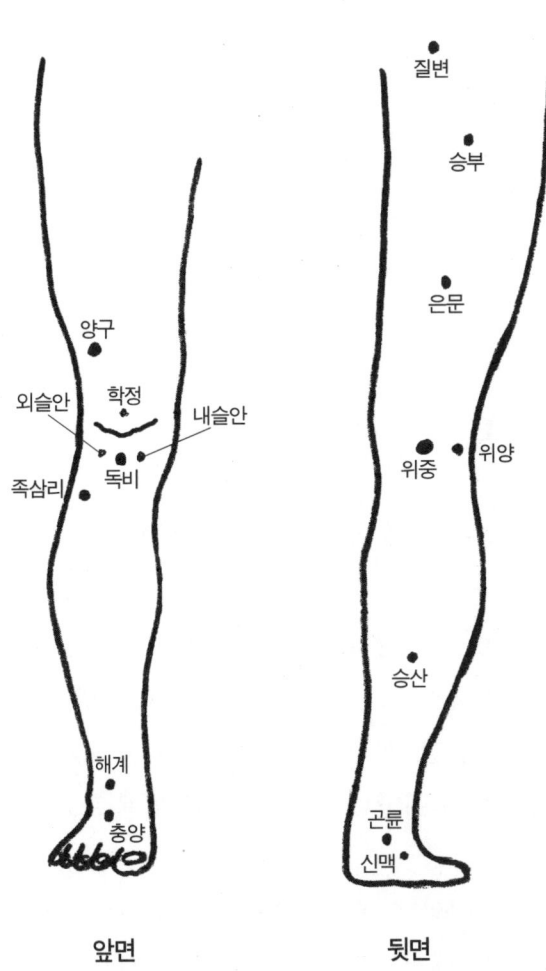

앞면   뒷면

죽염요법

죽염의 기원

죽염은 천일염을 대통 속에 넣고 아홉 번을 거듭 구워서 만든 고열처리된 소금입니다. 죽염은 위염, 장염, 관절염 등 각종 염증질환과 위궤양, 장궤양 같은 갖가지 소화기관 질병과 축농증, 비염, 안질, 같은 눈·코·입·귀의 여러 질병, 암, 당뇨와 같은 성인병, 탈모증, 습진, 화상, 상처 같은 갖가지 외과질병에 이르기까지 여러 질병의 예방과 치료에 보조요법제로 효과가 있다고 알려져 있습니다.

죽염은 우리나라의 오랜 민간요법의 전통에서 비롯된 것입니다. 본디 우리나라에서는 소금을 볶아서 쓰거나 대통 속에 넣고 한두 번 구워서 체했을 때나 소화가 잘 안될 때, 상처가 났을 때

지혈제나 소독제, 이를 닦는 재료 등으로 써 왔습니다. 이 민간요법은 지금도 우리나라의 여러 지방에 남아 있는데 이렇게 구운 소금을 구염, 또는 약소금이라 불렀습니다. 조상대대로 전해 오던 약소금에서 단서를 얻어 이를 깊이 연구하여 지금과 같은 죽염을 개발한 사람은 1992년에 타계한 민속의학자 인산 김일훈 선생입니다. 죽염이라는 명칭은 그가 1981년에 펴낸 책 『우주(宇宙)와 신약(新藥)』에 처음 나옵니다. 그후 1986년에 나온 책 『신약(新藥)』이 크게 호응을 받으면서 죽염이 세상에 널리 알려졌습니다.

죽염 만드는 방법

죽염은 한반도 서해안에서 난 천일염을 3년 넘게 자란 대를 잘라 만든 대통 속에 다져 넣고 깊은 산에서 파 온 붉은 진흙으로 대통 입구를 막은 다음 쇠로 만든 가마에 넣고 소나무 장작불로 아홉 번을 구워서 만듭니다. 소나무 장작불로 한 번 구우면 대는 타서 재가 되고 소금은 녹으면서 굳어 하얀 기둥처럼 됩니다. 이러는 동안에 대나무 속에 들어 있던 대기름(瀝竹)이 불기운에 밀려 소금 속으로 스며듭니다. 굳어진 소금덩어리를 가루로 빻아 다른 대통에 넣고 굽기를 여덟 번을 거듭합니다. 한 번씩 구워낼 때마다 소금빛깔이 차츰 회색으로 짙어지는데 마지막 아홉번째 구울 때에는 송진을 뿌리면서 풀무질을 하여 불의 온도를 1천도 넘게 올리면 소금이 녹아 용암처럼 흘러내립니다. 이것이 식어 굳으면 돌덩어리나 얼음덩어리 모양이 되는데, 이것을 먹기 편하도록 가루내거나 작은 알갱이로 만든 것이 완성된 죽염입니다.

죽염을 만드는 주요 재료는 천일염, 대나무, 황토흙, 소나무 장작 등입니다. 모두 우리나라에서 난 것을 써야 합니다. 그것은 우리나라 서해안에서 난 소금에 갖가지 미량 원소가 가장 많고 대나무 또한 우리나라 땅에서 자란 것이 약성이 제일 많기 때문입니다. 요즘은 시중에 잘 만들어진 죽염이 많이 나오므로 직접 만들기보다는 전문회사에서 나오는 질 좋은 죽염을 구입해서 드시는 것이 좋습니다.

죽염이 약이 되는 원리

소금은 사람을 비롯 모든 생물체의 생리에 없어서는 안되는 중요한 물질입니다. 사람은 혈액 속에 0.8퍼센트 정도의 소금이 들어 있지 않으면 생명을 유지할 수가 없습니다. 소금은 세포 안에서 노폐물을 밀어내고 새로운 것을 받아들이는 신진대사 작용을 촉진하고 체액의 삼투압을 일정하게 유지시키며 산과 알칼리의 균형을 이루게 합니다. 사람의 건강을 해치는 가장 큰 원인은 신진대사의 이상입니다. 신진대사가 제대로 이루어지지 않을 때 혈액이 산성으로 되고, 면역성이 떨어져서 암 같은 갖가지 질병이 생길 위험이 높아집니다. 소금은 혈액뿐만 아니라 위액이나 담즙 속에도 포함되어 그 기능을 돕고 있습니다.

그러나 소금 속에는 짠 성분말고 갖가지 미량 원소들이 많이 들어 있는데 이들 미량 원소 가운데는 간수나 비소 같은 몸에 해로운 것들도 들어 있습니다. 소금 속에 이로운 물질과 해로운 물질이 함께 들어 있는 것입니다. 문제는 소금 속에 들어 있는 해로운 성분입니다. 이 해로운 성분 때문에 '소금을 많이 먹으면 건강에 해롭다'는 식의 이론이 생겨났습니다. 그러나 이런 이론은 소금에 대한 편견에 지나지 않습니다. 가정에서도 열처리된 소금(볶은 소금)을 이용하여 젓갈, 김치, 된장, 간장, 고추장 등을 만들어 드시고 모든 요리에도 열처리를 시켜 인체에 해로운 불순물이 제거된 소금을 드시는 것이 좋습니다.

소금의 질도 문제가 됩니다. 요즘 대부분의 사람들이 먹고 있는 소금은 정제염입니다. 정제염은 천일염인 자연 그대로의 소금이 불결하고 맛이 없다고 하여 자연소금에 붙은 갖가지 미량 원소들을 다 깎아내 버리고 만든 것입니다. 꽃소금, 흰소금 따위로 부르는 정제염에는 천일염 속에 붙어 있는 여러 가지 광물질, 곧 유산칼륨, 유산마그네슘, 철, 요드, 금 같은 미량 원소들이 많이 소멸된 소금입니다. 현재 세계 대부분의 나라에서 이 정제염을 먹고 있고, 정제하지 않은 소금은 부분적으로 사용되고 있습니다. 소금은 만년을 가도 썩지 않는 물질이고, 또 살이 있는 세포를 썩지 않게 하는 특징을 지니고 있습니다.

요즘엔 몸에 소금이 부족하여 생기는 질병이 흔히 나타나고 있습니다. 몸 안에 소금이 부족하면 사고력이 둔해지고 나른해지며 잠이 잘 안 오는 등의 생리적 반응이 옵니다. 이 같은 증상은 혈액 속에 소금이 부족하여 산소를 체내에 제대로 공급하지 못하기 때문에 생깁니다. 이뿐 아니라 소금 부족이 노인성 치매의 원인이라는 발표가 있고, 또 몸 안의 염분이 부족하면 난치병에 쉽게 걸린다는 보고도 있습니다. 죽염은 천일염 속에 들어 있는 독을 높은 열처리로 없애고 대나무와 소나무, 황토흙 속에 들어 있는 유익한 성분을 높은 열 속에서 합성한 것입니다. 그러므로 죽염은 몸에 가장 이로운 소금이라 할 수 있습니다. 죽염은 소금이 본디 지니고 있는 특성, 곧 모든 세포가 썩지 않도록 하는 성질을 훨씬 높인 소금입니다. 모든 생명체는 몸 속에 짠 성분이 모자라면 질병에 대한 내성이 약해져 쉽게 병에 걸리게 되는데, 죽염은 바로 이 짠 성분, 곧 염성을 보충하여 갖가지 염증이나 질병을 예방하는 효과가 있습니다.

죽염이 지닌 가장 뛰어난 약성은 탁월한 염증치료 효과입니다. 위염, 위궤양, 십이지장궤양, 대장염, 대장궤양 같은 갖가지 염증과 궤양에도 많은 효과가 있습니다. 각종 난치병 환자들에게 죽염은 없어서는 안될 중요한 식이요법 보조재료입니다. 이는 죽염의 강한 염증치료 작용과 항균작용, 면역증강 작용 때문인 것으로 생각됩니다.

죽염 먹는 방법

　각종 난치병 환자는 죽염을 적절히 복용하는 것이 좋습니다. 죽염 속에 들어 있는 갖가지 미량 원소들이 신진대사를 좋게 하고 신체 내의 자연치유력을 높여 줍니다. 죽염은 엷은 회색에 달걀노른자 맛이 약간 나는데 처음 먹는 사람은 몹시 짜서 먹기가 불편하고, 또 구토를 하는 사람도 있습니다. 그러나 습관이 되면 특유의 맛을 느낄 수 있게 됩니다.

　죽염을 먹는 제일 좋은 방법은 쌀알만한 크기로 입에 물고 침으로 녹여 천천히 삼키는 것입니다. 이렇게 먹기를 처음에는 틈나는 대로 하루 5~10번 복용하다가 차츰 양을 늘립니다.

　약차, 또는 생강과 감초를 각각 반씩 넣고 차를 끓여서 그 찻물과 함께 찻숟가락으로 죽염 한 찻숟가락씩 먹어도 됩니다. 약국에서 쉽게 구할 수 있는 활명수나 위청수, 가스명수와 같은 드링크제와 함께 복용할 수도 있습니다.

　수시로 죽염을 먹는 것말고 모든 음식의 간을 죽염으로 맞추어 먹는 것도 좋습니다. 이를테면 김치, 간장, 된장, 고추장을 담글 때 소금 대신 죽염을 쓰고, 국이나 찌개, 반찬 등의 간을 맞추는 데 죽염을 쓰는 것입니다.

　죽염은 난치병 치료의 보조요법으로 상당한 효과가 있습니다. 신장병 환자는 복용 중에 몸이 붓거나 하면 복용량을 줄이고, 고혈압 환자도 혈압이 높아지지 않는 범위 내에서 적절하게 복용량을 조절합니다. 협심증, 심근경색 등 심장질환을 앓고 있는 환자도 적절하게 복용량을 조절합니다.

또 일반 가정에서 죽염이 비싸서 식용으로 활용하기가 어려울 때는 반드시 고열처리된 소금을 이용하여 젓갈, 김치, 된장, 간장, 고추장 등을 만들고 모든 요리에도 열처리된 소금을 이용하는 것이 건강을 유지하는 데 많은 도움이 됩니다.

마늘요법

마늘은 식품 중에서 높은 항염효과를 지니고 있으면서도 보양 효과와 염증치료 효과가 탁월한 식품입니다. 마늘과 죽염의 약성이 서로 합해지면 염증치료 효과가 높아지고 체력을 돋우는 효과도 아주 좋습니다. 마늘은 밭에서 자란 것이 논에서 자란 것보다 좋습니다. 약성 및 보관성에서도 논마늘보다 밭마늘이 우수하며 수입종보다는 재래종 6쪽마늘이 효과적입니다. 생마늘은 자극이 심하여 많이 먹을 수도 없고 냄새도 많이 나지만 마늘을 익히면 매운맛과 특유의 냄새가 없어집니다. 마늘의 냄새성분은 알리신이라고 하는 단백질 성분입니다. 마늘 속에는 알리나제라고 하는 효소가 들어 있어 이 알리나제가 산소와 접촉하면 알리신으로 변하여 마늘 특유의 냄새를 내는 것입니다. 알리나제 성분은 열에 약해서 열을 가하면 몇 분 사이에 파괴됩니다.

마늘을 익히면 냄새가 거의 나지 않게 되는 것은 이 때문입니다. 그러나 마늘을 먹을 때 냄새가 나지 않더라도 알리인은 몸 안에서 알리신으로 바뀝니다. 그것은 우리 몸 안에 있는 비타민 B가 알리나제의 기능을 대신하기 때문입니다. 익혀서 알리나제가 없어져도 마늘의 알리인은 몸 안에서 알리신으로 변해서 그 효력을 나타냅니다. 그러므로 마늘을 익혀서 먹어도 그 약효에는 변화가 적습니다.

마늘 익히는 방법

- 마늘을 송이째 잿불 속에 넣고 익힙니다.
- 마늘을 전자렌지, 또는 오븐렌지에 조각을 내어 넣고 완전히 익힙니다(껍질을 까지 않은 상태로).
- 마늘을 조각내어 김으로 찝니다(껍질을 까지 않은 상태로).
- 마늘을 조각내어 프라이팬(전기 프라이팬도 가능) 위에 올려놓고 은은한 불로 완전히 익힙니다.

마늘 먹는 방법

마늘을 복용할 때 처음에는 하루에 1~2통을 3~4회 나누어 먹는 것이 좋으며 마늘 복용시 질 좋은 죽염을 구해서 찍어먹는 것이 효과적입니다. 마늘 복용량은 몸에서 흡수되는 대로 1~2일 동안은 하루에 1~2통을 3~5회 나누어 복용하기 시작하여 몸에서 흡수되는 대로 소화력을 감안하여 하루에 1통씩 늘려 나가되 하루 5~15통 사이에서 각자의 몸에 알맞게 복용하시기 바랍니다.

 죽염도 처음에는 마늘에 조금씩 찍어서 복용하다 점진적으로 늘려서 드시는 것이 좋습니다. 마늘을 죽염에 찍어서 먹을 경우 혈압이 높은 사람은 혈압이 상승하지 않는 범위 내에서 신장이 약한 사람은 몸이 붓지 않는 범위 내에서 복용하고 심장이 약한 사람도 몸에서 흡수되는 대로 조금씩 복용하여 점진적으로 복용량을 조절해야 합니다.

 일부에서는 하루 1통 이상의 마늘 복용은 해롭다는 이론을 제기하는데 익혀서 드시면 전혀 관계가 없습니다. 마늘은 체질에 관계없이 모든 사람한테 흡수력이 높은 식품이며 항암작용·항균작용·이뇨작용·면역증강 작용·강심작용이 뛰어나고 쇠약한 체력을 회복하는 데 아주 좋은 식품입니다. 이밖에 음식을 조리할 때 양념으로 많이 넣어서 먹고 국이나 찌개를 끓일 때에도 많이 넣어서 먹는 등 여러 가지 방법으로 많이 섭취하는 것이 좋습니다. 마늘을 복용하면 각종 난치병 환자의 건강회복에도 많은 도움이 됩니다. 또 위염, 위궤양, 장염, 변비 등으로 고생하거나 평소 기력이 약하고 늘 피로를 느끼는 몸이 약한 사람도 마늘과 죽염을 복용하고 느릅나무 뿌리껍질을 달인 물을 식수로 쓰고 꾸준히 운동하면서 노력하면 건강을 회복할 수 있습니다.

마늘의 기원 및 효능

마늘은 유황약오리와 마찬가지로 보양효과가 빼어나게 높은 영양식품인 동시에 항균작용과 항암작용, 소염작용이 뛰어난 식품입니다. 얼마 전에 세계 각 나라의 영양학자들이 오스트레일리아 시드니에 모여 학술회의를 열었을 때 온세상 사람들한테 권장하는 10대 영양식품을 선정하여 공표한 일이 있었습니다. 세계 모든 나라에서 먹는 갖가지 영양식품의 영양가를 조사하여 이를 모두 취합하여 영양가가 많은 순서대로 뽑은 것이지요. 이때 영양가가 많기로 열손가락 안에 뽑힌 것에는 우리나라 사람들이 좋아하는 마늘, 꿀, 들깨가 있었습니다. 이 중에서 마늘은 세계 사람들이 먹는 자연식품 가운데 영양이 많기로 세번째로 꼽혔습니다. 마늘은 체력소모가 심한 갖가지 난치병 환자들의 체력을 돋우는 데 단연 효과가 뛰어납니다.

이집트의 피라미드는 세계 7대 불가사의에 드는 위대한 건축물입니다. 피라미드는 수만 명의 노예들의 힘으로 지어졌는데 이 혹독한 노동을 하는 노예들이 체력을 유지할 수 있도록 마늘과 파, 무를 먹였다고 합니다. 지금도 피라미드 벽에는 노예들한테 마늘, 파, 무를 먹였다는 상형문자가 남아 있습니다. 피라미드는 4,500년쯤 전에 지은 건축물임을 미루어 볼 때 아마 마늘은 인류가 제일 먼저 먹기 시작한 식물 가운데 하나일 것입니다.

마늘의 약효는 매우 범위가 넓어서 여러 다양한 질병과 증상에 두루 뛰어난 효과를 발휘합니다. 중국 명나라 때의 본초학자 이시진이 쓴 『본초강목』에는 마늘의 약효에 대해서 이렇게 적혀 있습니다.

"마늘은 기를 내리고 곡식을 삭이며 고기를 소화하고 옹종과 악창(瘡)을 낫게 한다. 짜낸 즙을 먹으면 토혈(吐血)하면서 심장 부위가 아픈 것이 낫고, 달인 즙을 마시면 머리와 목이 뻣뻣하고 허리와 등이 휘는 병을 다스리며 붕어와 함께 알약을 지어 먹으면 각기를 다스린다. 달팽이 가루와 함께 알약을 지어 쓰면 수종을 다스리고 황단(黃丹)과 함께 쓰면 학질과 설사를 고치며 항문 속에 넣으면 변통이 부드러워진다."

『동의보감』에는 마늘의 약성에 대해 이렇게 적혀 있습니다.

"성질이 따뜻하고 맛이 맵다. 옹종을 낫게 하고 풍습을 없애며 장기(氣)를 낫게 한다. 몸이 찬 증상과 풍(風)을 쫓고 비장을 튼튼하게 하고 위를 따뜻하게 한다. 또 곽란을 그치게 하고 온역(瘟疫)과 학질을 고치며 뱀과 벌레에 물린 것을 치료한다."

북한에서 펴낸 『동의학사전』에도 마늘의 약성이 꽤 상세하게 적혀 있습니다.

"비경, 위경에 작용한다. 기를 잘 돌게 하고 비위를 따뜻하게 하며 풍한을 없앤다. 또 온역을 예방하고 벌레를 죽이며 독을 풀고 부스럼을 낫게 한다. 억균작용, 유행성 감기 바이러스 억제 작용, 건위작용, 혈압 낮춤 작용, 동맥경화 예방 작용, 항암작용, 면역부활 작용, 이뇨작용, 자궁수축 작용 등이 실험결과 밝혀졌다. 스코르디닌 성분이 세포를 되살리고 항암작용을 한다. 급성 및 만성 대장염, 급성 및 만성 세균성 적리, 아메바성 적리, 저산성 위염, 고혈압, 동맥경화증, 백일기침, 유행성 감기, 피부 화농성 염증, 트리코모나스성 질염 등에 쓴다. 유행성 감기 예방에도 쓴다. 하루 10~20그램을 날것으로 먹거나 짓찧어 먹기도 한다. 외용약으로 쓸 때에는 짓찧어 붙이거나 좌약을 만들어 쓴다. 달인 물로 관장하기도 한다."

마늘을 약으로 쓸 때는 반드시 6쪽 재래종 밭마늘을 써야 효과적입니다. 마늘의 품종은 재래종과 수입종으로 나눌 수 있는데 재래종 마늘이 품질이나 맛이 훨씬 좋습니다. 1970년대부터 원예시험장에서 외국 마늘을 가져다가 좋은 품종을 골라내는 일을 하고 있는데, 외국종 마늘을 우리 땅에서 키우면 해가 지날수록 알뿌리가 작아진다고 합니다. 요즈음 세계에서 마늘이 제일 많이 나는 나라인 스페인에서 들여온 스페인종 마늘이 알이 굵고 쪽이 많아 수확이 많이 나므로 널리 심고 있는데 이것은 재래종에 견주면 맛과 품질이 한결 낮고 약성도 떨어집니다. 외래종 마늘은 매운맛은 재래종 마늘보다 더 강하지만 당분이 훨씬 적게 들어 있어서 단맛이나 감칠맛이 나지 않습니다.

재래종 마늘에는 단양종, 의성종, 서산종, 남해종, 삼척종 등이 있는데 따뜻한 남쪽에서 나는 난지형 마늘과 중부 내륙지방에서 나는 한지형 마늘로 나눌 수 있습니다. 대개 난지형 마늘보다는 중부 내륙지방에서 나는 한지형 마늘이 잘 썩지 않으므로 오래 두고 먹기에 좋습니다.

마늘은 밭에서 키운 것이라야 약성이 높고 오래 두어도 잘 상하지 않습니다. 논에서 키운 것은 쉬 썩으므로 약으로 쓸 때는 밭마늘을 쓰는 것이 좋습니다. 논에는 농약을 많이 치기 때문에 논마늘은 농약성분이 더 많이 들어 있을 수도 있습니다. 밭마늘 중에서도 황토밭에서 키운 것이 가장 좋다고 하는데, 마늘을 구입할 때 뿌리에 황토가 묻어 있는 것을 고르면 황토에서 자란 것이 틀림없을 것입니다.

마늘을 약재로 쓰든 복용하든 굵은 것과 작은 것을 반절씩 쓰는 것이 좋습니다. 굵은 것은 보음작용을 하고 작은 것은 보양작용을 하여 상호 조화가 이루어지기 때문입니다.

녹즙요법

최근 들어 녹즙에 관심을 갖는 사람들이 늘어나고 있습니다. 녹즙을 꾸준히 복용해 본 사람들의 입을 통해 그 효과가 전해지기 때문입니다.

환자뿐 아니라 일반인들도 녹즙을 적절히 활용하면 건강회복에 도움이 될 수 있습니다.

몸에 좋다고 무작정 녹즙을 선호하는 것도 무리가 있습니다. 지금은 농약을 비롯한 각종 공해가 극심한 시대이기 때문에 농약을 많이 사용한 녹즙재료의 경우 여과 없이 몸에 그대로 흡수된다고 생각하면 위험한 일이 아닐 수 없습니다.

직접 길러 먹는 것이 좋겠으나 도시인들에게는 이 또한 쉬운 일이 아닙니다. 믿을 수 있는 재료를 구하는 것이 우선 중요한 일입니다. 또 어떤 녹즙재료가 몸에 좋다고 하면 그 한 가지만 고집하는데 이는 바람직하지 않으며 고루 복용하는 것이 효과적입니다.

녹즙을 복용하기 전에 먼저 자신의 몸에 어떠한 녹즙재료가 흡수력이 높은가를 먼저 확인하여 적절한 재료를 선택하여 먹도록 하고 흡수력이 높은 재료를 많이 활용하고 흡수력이 떨어지는 재료는 적게 먹도록 하는 것이 좋습니다.

또 사람이 인위적으로 기른 재료보다는 산야에서 자생하는 쑥, 머위, 미나리, 돌나물, 솔잎 등을 적절히 활용하는 것이 훨씬 효과적입니다.

체질별 흡수력이 높은 녹즙재료

소양인 신선초, 케일, 미나리, 오이, 무, 연근, 열무, 토마토, 배, 참외, 수박, 쑥, 머위, 돌나물, 취나물, 솔잎, 양배추, 익모초, 쑥갓, 수박, 포도, 참외, 딸기, 복숭아, 멜론, 키위, 배, 파인애플, 바나나

소음인 양배추, 양파, 감자, 연근, 취나물, 쑥, 돌나물, 솔잎, 무, 열무, 쑥갓, 냉이, 달래, 씀바귀, 익모초, 파슬리, 귤, 오렌지, 레몬, 사과, 토마토, 딸기, 복숭아

태양인 양배추, 배추, 시금치, 푸른상추, 감자, 고구마, 연근, 우엉, 오이, 쑥, 쑥갓, 취나물, 냉이, 씀바귀, 달래, 양

파, 익모초, 케일, 솔잎, 귤, 오렌지, 레몬, 파인애플, 토마토, 딸기, 복숭아, 수박

태음인 당근, 오이, 양배추, 시금치, 푸른상추, 감자, 고구마, 무, 열무, 연근, 우엉, 쑥, 쑥갓, 마, 취나물, 냉이, 쑥, 달래, 돌나물, 씀바귀, 솔잎, 귤, 오렌지, 레몬, 사과, 수박, 토마토, 딸기, 복숭아

녹즙 마시는 방법

 녹즙을 처음 복용하는 사람은 소주잔으로 1잔 정도씩 1일 3회 복용하다 몸에서 흡수되는 대로 점진적으로 늘려서 복용하는 것이 좋습니다.

 특히 소화력이 떨어지는 환자인 경우에는 더욱 소량씩 늘려가면서 복용하고 설사 등 소화장애가 나타나면 복용을 중단했다가 위장이 정상을 되찾으면 복용하고 계속해서 소화장애가 나타날 때는 복용을 중단해야 합니다.

솔잎땀 내기 요법

솔잎땀의 효과

솔잎땀은 솔잎을 자리 밑에 깔고 방을 뜨겁게 덥혀서 땀을 흠뻑 내는 것입니다. 솔잎땀 요법은 피부 속에 있는 염증과 병독을 몰아내고, 새살을 돋아나게 하며 근육과 뼈, 오장육부의 기능을 골고루 강화하는 작용이 있습니다. 솔잎 속에 들어 있는 송진 성분이 뜨거운 열기에 증발되어 사람의 땀구멍 속으로 들어가서 여러 가지 치료효과를 나타내는 것이지요. 환자는 온몸에 퍼져 있는 해로운 물질을 뽑아내고 새로운 활력을 얻기 위해서 솔잎땀 요법을 자주 하는 것이 좋습니다. 솔잎땀을 한 번 내고 나면 대부분의 사람들은 몸이 가벼워지는 것을 느낄 수 있을 것입니다.

솔잎땀 내는 방법

방바닥에 솔잎을 4~5센티미터 두께로 깔고 그 위에 쑥을 2~3센티미터 깐 다음 다시 솔잎을 2~3센티미터 올려 놓고 덮습니다. 그런 다음 방바닥이 뜨거울 정도로 온도를 올리고 홑이불 위에 속옷만 입고 누워서 이불을 덮고 머리 위에도 수건을 덮어 찬 기운이 들어오지 못하게 한 다음 땀을 흠뻑 냅니다. 황토로 지은 집 온돌방에서 솔잎땀 요법을 하는 것이 제일 좋지만 방바닥 온도를 높일 수 있는 곳이라면 어디에서나 가능합니다.

솔잎땀을 낼 때 주의할 점은 땀을 푹 내고 나서 식힐 때 갑자기 찬 곳에 나가면 안된다는 것입니다. 갑자기 찬바람을 쐬면 한기가 몸 안으로 들어가서 도리어 몸에 해로울 수가 있습니다.

솔잎땀을 내는 가장 쉽고 간단한 방법은 솔잎과 쑥을 전과 같은 방법으로 깐 다음 그 위에 요를 펴고 그 위에서 날마다 잠을 자는 것입니다. 늘 방안에 은은한 솔과 쑥 내음이 가득하고, 날이 갈수록 몸이 상쾌한 것을 느낄 수 있을 것입니다. 이것도 하기 힘들다면 솔잎과 쑥을 안에 갖다 두는 것만으로도 작은 효과를 기대할 수 있겠지요. 솔잎땀을 낼 때 사용한 솔잎은 10~20일에 한 번씩 갈아 주어야 합니다.

솔잎땀 요법은 갖가지 암뿐만 아니라 중풍, 산후풍, 간장질환 등에 보조요법으로 좋습니다.

쑥탕목욕 요법

　쑥은 오래전부터 찜질을 하거나 목욕을 할 때 넣는 재료, 곧 입욕제로 많이 써 왔습니다. 쑥탕은 웬만한 목욕탕에는 다 있게 마련이고 쑥찜질을 하는 기구도 여러 가지가 나와 있습니다.
　쑥탕은 살결을 아름답게 하거나 신경통, 산후통 같은 데 효과가 좋은 것으로 알려져 있습니다. 쑥향기, 곧 쑥의 정유성분은 마음을 안정시키고 몸 안의 노폐물과 독소를 몸 밖으로 배출해 주는 효력이 있습니다. 몸이 피곤하거나 힘이 없을 때, 여러 가지 만성병에 시달릴 때 쑥탕목욕은 도움이 될 수 있습니다.
　쑥탕목욕은 각종 난치병 환자들에게 보조요법으로 권할 만한 것입니다. 대부분의 환자들은 몸을 늘 따뜻하게 하는 것이 치료에 도움이 됩니다. 쑥에는 상당한 항염성분도 있으므로 먹고 뜸을 뜨고 목욕을 하고 냄새를 맡는 등 쑥과 가까이 할수록 좋은 것입니다.

　일본에서는 쑥탕목욕이 생활습관이 되어 있고 난치병 치료에 쑥을 많이 이용하고 있으며 민간에서는 쑥을 거의 모든 병에 활용하고 있다고 합니다.

　쑥목욕을 하는 방법은 간단합니다. 말린 쑥을 그물망이나 베자루에 600~900그램 넣어서 욕조에 담가 두면 쑥성분이 우러나옵니다. 그렇지 않으면 쑥에다 물을 붓고 끓여서 우러나온 쑥물을 욕조에 부어도 됩니다.

　하루에 30분씩 너무 뜨겁지 않을 정도로 물을 데워서 쑥목욕을 하고 나면 몸이 개운해질 것입니다.

수맥과 건강

우리는 주변에서 수맥이 건강에 많은 영향을 미친다는 이야기를 듣게 됩니다.

수맥이란 지하에 일정 규모의 물이 모여서 흐르는 줄기를 말하며 그 생성과정은 여러 가지 학설이 존재하나 지구의 자연작용, 즉 단층작용, 화산폭발, 습곡작용 등으로 생성되거나 오랜 시간 동안 지표수가 서서히 지하로 내려가면서 정화되어 어느 부위에 하나의 줄기를 형성하며 흐르는 것으로 알려져 있습니다.

이 수맥은 우리 몸의 혈관처럼 어디든 퍼져 있으며 24시간 쉬지 않고 흐릅니다. 수맥의 크기는 작은 물줄기를 형성하기도 하고 지상의 하천처럼 거대한 물줄기, 즉 맥을 형성하기도 합니다.

이러한 수맥은 생활용수, 공업용수 등의 지하수로 개발되어 우리에게 많은 혜택을 주고 있으며 없어서는 안될 우리 인류의 중요한 자원입니다.

　이처럼 중요한 우리의 자원이 어떻게 활용하느냐에 따라 다른 결과를 보여 줍니다. 즉 수맥 위에 집이나 사무실을 짓고 수맥 위에서 잠을 자거나 사무를 보게 되면 건강에 이상이 올 수 있고 음택(조상의 묘)도 수맥 위에 만드는 것은 좋지 않은 것으로 알려져 있습니다.

　이처럼 선과 악이 동시에 존재하는 수맥을 자연의 순리에 맞게 활용하는 지혜가 필요하다고 생각됩니다.

수맥이 의심되는 주거 · 사무실

- 취침시 깊은잠이 들지 않는 경우
- 취침시 꿈을 많이 꾸고 잠이 자주 깨며 건강이 좋지 않은 경우
- 잠을 자고 나면 몸이 피곤하고 밖에 나가 활동하면 오히려 피로감이 줄어드는 경우
- 아이들이 공부를 하면서 자주 짜증내며 늘 피곤해 하고 오래 앉아 있지 못하며 주위가 안정되지 못하고 산만해 하는 경우
- 계속해서 한 자리에서만 잠을 자는 가족 중 누군가가 현재 건강이 좋지 않은 경우
- 사무실 출근하여 의자에 앉기만 하면 졸리고 피로감이 누

적되는 경우
- 새로 이사를 하고 나서 전에 없던 위의 경우가 나타날 때
- 집이나 사무실에서 고양이를 기르고 있다면 고양이가 자주 잠을 자는 위치

수맥파를 느끼는 데도 사람에 따라 개인차가 있을 수 있습니다. 이처럼 이익과 피해를 동시에 안겨 주는 지하수맥을 제대로 활용하기 위해서는 지하에 흐르고 있는 수맥을 정확히 알아내어 이에 적절히 대처하는 것이 가장 중요합니다.

요즘은 수맥에 대한 인식이 확산되어 수맥을 전문으로 찾아주는 곳도 있고, 또 지하수를 전문으로 개발하는 곳에 부탁하여 찾을 수 있으므로 수맥검사를 통해 물이 흐르는 곳을 피하여 잠자리와 책상, 의자 등을 배치하는 것이 좋습니다.

시중에 여러 방법의 수맥차단 재료가 나와 있으나 가장 효과적으로 수맥의 피해를 줄이는 방법은 수맥 위에서 잠을 자지 않거나 오래 있지 않는 것입니다.

수맥을 알아내는 방법

예전에는 주로 지형 등을 이용하는 수맥탐사 방법을 활용하였으나 현재는 많이 발전하여 L로드나 원추봉을 이용하는 방법 등이 있습니다. L로드를 이용하여 수맥을 찾을 때는 L로드를 나란

히 잡고 수맥을 지나치면 L로드가 X자로 겹치면서 수맥을 감지하고, 원추봉을 이용할 때는 수맥 위에서 서서히 떨리는 현상이 나타납니다.

  이를 활용하는 방법 등도 서점의 책자를 통해 소개되었습니다. 단 누구나 처음부터 경험 없이 이러한 수맥탐사 기구를 이용하는 것은 무리가 있다고 봅니다.

  제대로 수맥을 찾기 위해서는 어느 정도의 경험이 필요하므로 전문가에 의뢰하여 찾는 것이 확실한 방법이며 탐사방법을 배우고 싶은 분 역시 경험이 많은 사람한테서 배우는 것이 적절하리라 생각되므로 수맥탐사 방법에 대해서는 깊이 다루지 않겠습니다.

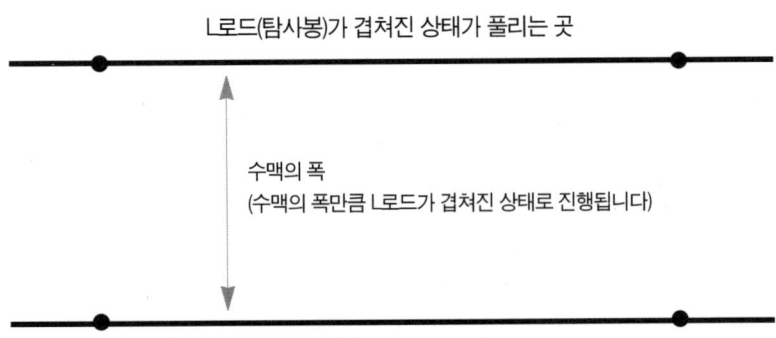

수맥의 흐름을 알아내는 방법

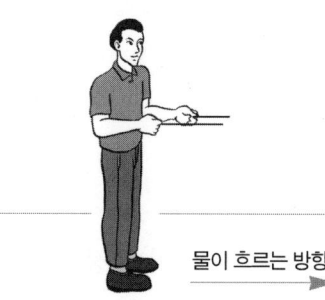

물이 흐르는 방향

물이 흐르는 방향을 따라갈 때에는
ㄴ로드가 수평을 유지합니다

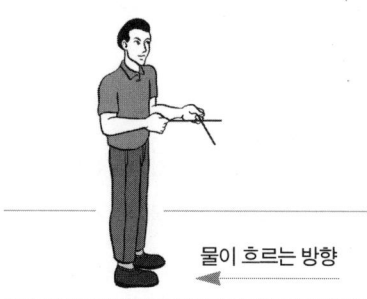

물이 흐르는 방향

역방향일 경우 ㄴ로드가 겹칩니다

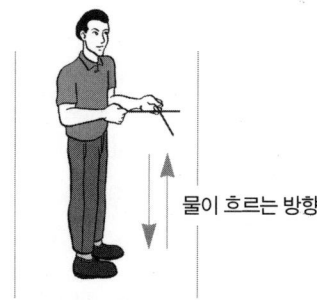

물이 흐르는 방향

직각을 이룰 때는 ㄴ로드가 겹칩니다

적절한 운동

우리 인간을 비롯한 모든 동물은 건강한 삶을 유지하기 위해서는 일정량 이상의 움직임(운동)이 필요합니다. 움직임이 부족하면 맨 먼저 소화력이 약해지고 매사에 의욕이 없어지며 소심해지는 등 건강에 좋지 않은 영향을 미칩니다.

우리가 공휴일 등 휴일에 산행이나 각종 운동을 하게 되면 식욕도 왕성해지고 몸도 가뿐해지지만 비가 오는 등의 사유로 집에 누워 있으면서 TV 시청 등으로 하루를 보내게 되면 식욕과 기력이 더욱 감소하는 것을 느낄 수 있습니다. 몸의 에너지는 소비를 해야 더욱더 강한 힘을 생성합니다. 물론 과중한 업무와 수면부족 등으로 지친 몸은 휴식이 우선이겠지요. 인체는 평소 꾸준한 운동을 통해 단련하고 식욕과 기력이 유지될 수 있도록 노력해야 합니다. 세계적인 장수촌의 사례를 보아도 젊은 사람에서 노인에 이르기까지 열심히 일하고 과욕을 부리지 않으며 순수한 식품을 섭취하고 맑은 물을 먹고 맑은 공기를 마시며 마음을 안정시켜서 스트레스를 쌓이지 않게 하는 것이 무병장수에 선결과제임을 증명하고 있습니다.

특히 환자의 경우 병증으로 인하여 소화력과 몸의 기력이 갈수록 떨어지고 피곤하여 움직이지 않고 편안하게 있으려고 하지만 일부 환자를 제외하고는 대부분 적당한 활동을 하여 몸의 균형을 이루어야 건강을 회복하는 데 도움이 됩니다.

걷기, 등산, 단전호흡, 발 주무르기, 헬스 등 자기 몸에 알맞은 운동을 하여 투병생활에 도움이 될 수 있도록 하고 병이 없는 사람도 더욱더 건강한 생활을 위해 운동을 게을리하지 말아야 되겠습니다.

발 주무르기

강에는 반드시 수원이 있듯이 흐르는 물은 그 에너지가 솟아나는 곳이 있어야만 합니다. 한방에서는 이 에너지의 수원지, 즉 경락의 출발점을 솟아나는 우물이라는 뜻으로 정혈(井穴)이라고 부릅니다.

그런데 12개 경락이 모두 손과 발에 모여 있다면 손과 발이 인체의 각 장부에 미치는 영향이 얼마나 큰지 알 수 있는 것입니다.

예로부터 발을 지압하여 각종 질병을 다스려 온 선조들의 지혜도 이 때문이며 각 경혈을 주무르는 것만으로도 온몸의 혈액순환을 좋게 하므로 건강유지에 효과적입니다. 이는 요즈음 전문가들에 의해 책자로 자세히 소개되고 있습니다. 각종 난치병으로 고생하는 환자에게 있어서는 건강회복에 훌륭한 보조치료

요법으로 활용하실 수 있으며, 몸에 병이 없는 사람의 경우에도 더욱 건강한 몸을 유지하는 데 도움이 됩니다. 손에 비해 발 주무르기가 효과가 앞서갑니다.

발 주무르기의 역사는 이미 5천 년 전부터 중국 일부 지역에서 관지법이라 하여 의료가 행해지고 있었다고 전해 옵니다. 또 2천 년 전 한나라 시대에도 족심도법으로 학문적 치료의 체계가 세워져 있다는 것만 보아도 발이 우리 인체에 미치는 영향은 중요하다 할 것입니다.

이 건강법은 누구나 할 수 있습니다. 또 부작용도 거의 없으며 남에게도 해줄 수 있습니다. 요컨대 피하, 근육, 힘줄을 주물러서 혈액순환을 좋게 하고 오염원을 운반하여 배설하게 하는 것입니다.

반사구가 있는 곳뿐만 아니라 발 전체를 잘 주무르고 무릎 위 10센티미터까지 주물러서 혈액순환을 좋게 합니다. 발 주무르기를 시작하여 꾸준히 실시하면 15일 이후부터 서서히 효과가 나타납니다. 조금 효과를 보았다고 중단하지 말고 매일 시간이 날 때마다 실시하여 생활화하는 것이 좋습니다. 여러 가지 질병으로 고생하는 환자의 경우에는 더욱더 열심히 노력해야 합니다. 발 주무르기를 할 때 주의할 점과 발 주무르는 방법을 살펴보면 다음과 같습니다.

- 발 주무르기도 모든 운동과 마찬가지로 식후 1시간 이내에는 피하는 게 좋습니다.

- 먼저 왼쪽 발을 주무른 다음 오른쪽 발을 주무릅니다.
- 발가락 사이까지 구석구석 주물러 줍니다.
- 발바닥 전체, 발목에서 무릎 위쪽으로 점진적으로 주물러 올라옵니다.
- 발 주무르기를 할 때 몸에 병증이 있는 반사구를 많이 주물러 주고 그 외 전체를 점진적으로 주물러 줍니다.
- 발 주무르기를 할 때 시간은 보통 양쪽 발을 합해서 20~30분 정도 실시하는 것이 좋으며 발 주무르기가 끝나면 따뜻한 물을 마셔서 몸 속의 노폐물을 외부로 배출시키는 기능을 도와주는 것이 효과적입니다.

오른쪽 발바닥 대응부위도

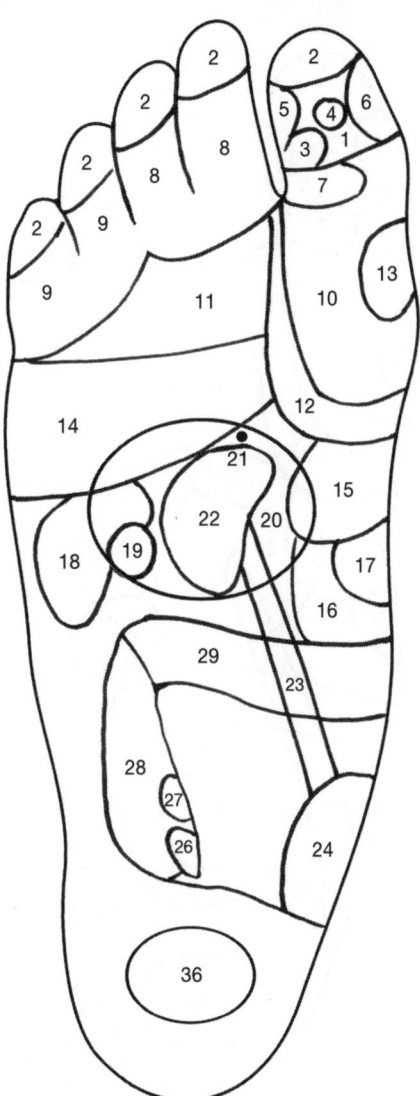

1. 머리(뇌), 좌반구
2. 이마(좌반구)
3. 뇌, 작은뇌
4. 뇌하수체
5. 삼차신경(왼쪽)
6. 코
7. 목
8. 눈(왼쪽)
9. 귀(왼쪽)
10. 갑상선
11. 승모근(목, 어깨)
12. 갑상선(식관)
13. 부갑상선
14. 폐와 기관지
15. 위
16. 십이지장
17. 췌장
18. 간
19. 쓸개
20. 복강신경
21. 부신
22. 신장
23. 수뇨관(요도관)
24. 방광
26. 맹장
27. 회맹판
28. 승결장
29. 횡결장
36. 생식선(난소 또는 고환)

왼쪽 발바닥 대응부위도

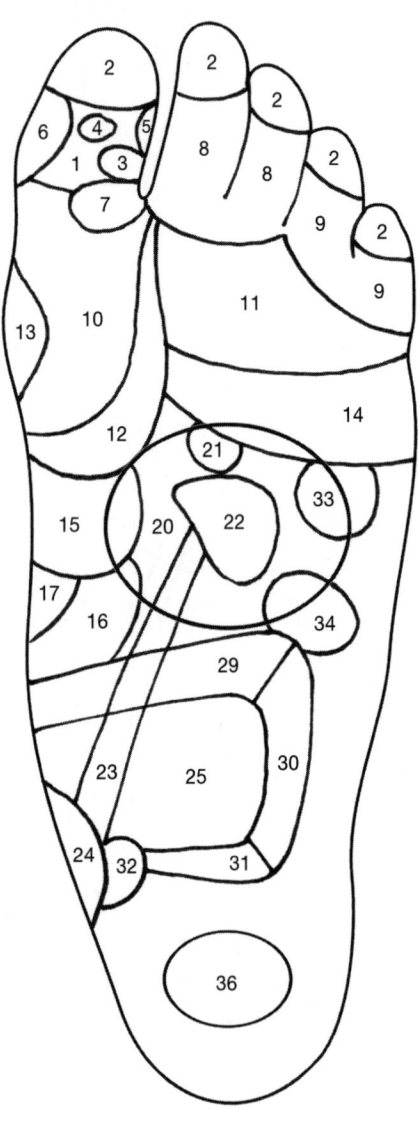

1. 머리(뇌), 우반구
2. 이마(우반구)
3. 뇌, 작은뇌
4. 뇌하수체
5. 삼차신경(오른쪽)
6. 코
7. 목
8. 눈(오른쪽)
9. 귀(오른쪽)
10. 갑상선
11. 승모근(목, 어깨)
12. 갑상선(식관)
13. 부갑상선
14. 폐와 기관지
15. 위
16. 십이지장
17. 췌장
20. 복강신경
21. 부신
22. 신장
23. 수뇨관(요도관)
24. 방광
25. 작은창자
29. 횡결장
30. 하행결장
31. 직장
32. 항문
33. 심장
34. 지라
36. 생식선(난소 또는 고환)

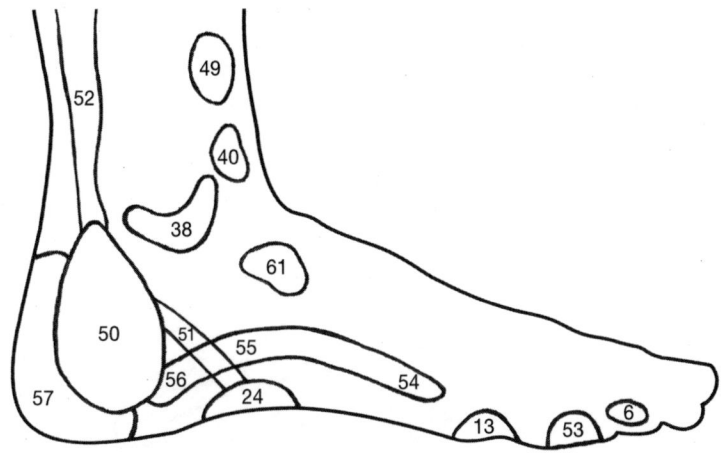

발 안쪽 대응부위도

6. 코
13. 부갑상선
24. 방광
38. 엉덩이 관절(고관절)
40. 임파선(복부)
49. 넓적다리
50. 자궁, 전립선
51. 음경, 요도, 질
52. 항문, 직장(치질)
53. 목의 경추
54. 흉추
55. 요추
56. 미저골(선골, 미골)
57. 꼬리뼈(안쪽)
61. 늑골

발 바깥쪽 대응부위도

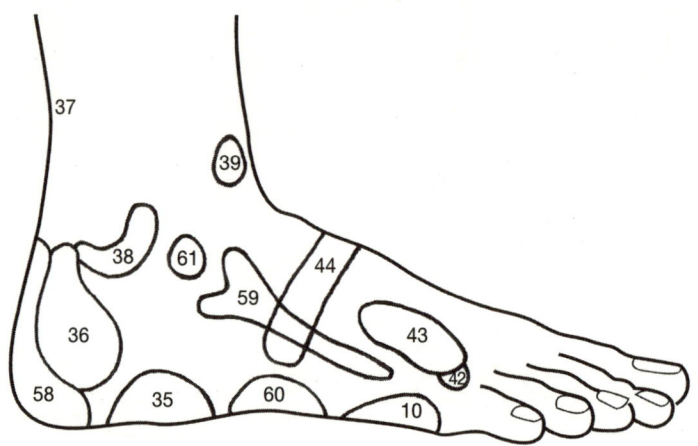

10. 어깨
35. 무릎
36. 생식선
37. 하복부
38. 엉덩이뼈(고관절)
39. 임파선
42. 평형기관(속귀미로)
43. 가슴
44. 횡경막
58. 좌골신경
59. 견갑
60. 팔뚝관절
61. 늑골

발등 대응부위도

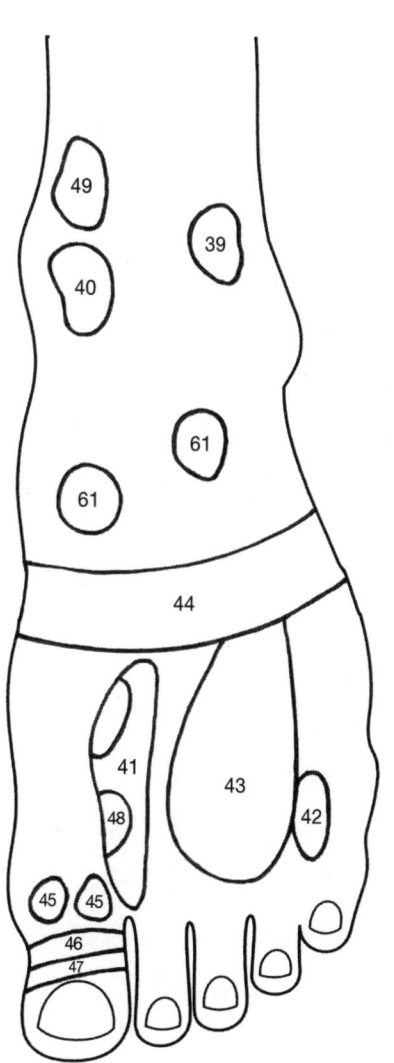

39. 임파(윗몸)
40. 임파(배)
41. 임파(가슴)
42. 평형기관(속귀미로)
43. 가슴
44. 횡경막
45. 편도선
46. 아래턱
47. 위턱
48. 인후, 기관지, 성대
49. 넓적다리
61. 늑골

항문 조이기

항문 조이기도 예로부터 내려오는 선조들의 건강비법입니다.

항문에 힘을 집중하여 조이기를 시간이 나는 대로 수시로 실시하면 건강 증진, 소화력 향상, 치질 예방, 변비 개선, 요실금 개선, 정력 증강 등 많은 효과를 느낄 수 있습니다.

특히 사무실 의자에서 생활하며 운동시간이 부족한 현대인들에게는 더없이 좋은 건강을 지키는 방법이 됩니다. 또 흔히 느끼는 남성들의 정력 부족 및 조루증 개선에도 좋은데, 평소 단전호흡과 항문 조이기를 열심히 하면 3~4개월이 지나면서 많은 효과를 기대할 수 있습니다. 특히 여성들의 요실금과 저하된 자궁 및 방광기능의 정상 회복에도 효과가 좋습니다.

단전호흡

　단전호흡이란 우리 선조들이 무병장수를 위해 활용해 온 건강수련법입니다. 어떤 사람은 도를 통하려고 단전호흡을 무리하게 하여 오히려 건강을 해치는 경우도 있다고 합니다.
　단전호흡은 인체 내의 선천원기(先天元氣)인 생명력을 활성화하는 내공법(內功法)으로써 단법(丹法)을 수련하는 기본적인 필수조건입니다. 인체는 원기(元氣)가 운용(運用)됨으로써 활동하게 되며 이 원기가 생성되는 원천이 단전(丹田)입니다. 사람은 단전에 힘이 있어야 생기가 넘쳐흐릅니다. 단전의 기능이 완전하면 왕성한 원기로 인하여 넘치는 활력과 생명력이 작용하여 건강한 삶을 유지하게 됩니다. 이 단전이 정상적인 기능을 유지할 수 있도록 하기 위한 수련이 단전호흡입니다. 평소 꾸준한 단전호흡 수련을 통해서 단전의 기능을 회복시켜 정상적으로 작용하게 함으로써 사람이 본래부터 지니고 있는 강한 생명에너지를 더욱더 활성화시키는 방법입니다.

이러한 단전호흡은 각종 난치병으로 고생하는 환자들의 몸과 마음을 동시에 다스리는 아주 적절한 방법입니다. 또한 환자가 아닌 건강한 사람도 꾸준히 단전호흡을 하면 건강에 대한 자신감은 물론이고 평소 느끼지 못했던 새로운 자아를 발견하는 계기가 될 것입니다.

단전이란 배꼽 아래 3치 부근을 말하며 그 부분으로 호흡을 하라는 뜻입니다. 단전호흡 방법이 잘못되면 부작용이 따를 수 있으므로 처음 단전호흡을 시작할 때는 수련원에서 전문가로부터 기초를 잘 배워서 처음부터 제대로 된 수련을 하는 것이 중요합니다.

단전호흡의 효과

단전호흡 수련을 꾸준히 하면 다음과 같은 효과를 거둘 수 있습니다.

- 마음이 안정되고 정서가 순화되며 신경성 질환이 개선되는 등 정신력 강화로 건전한 정신을 갖게 됩니다.
- 기력이 증진되며 신진대사가 촉진되고 체질이 개선되는 등 신체의 발달로 건강한 신체를 갖게 됩니다.

- 정력과 뱃심이 생기며 전신에 활력이 넘치고 생명력이 충만하여 모든 일에 자신감과 확신감을 갖게 됩니다.
- 기혈의 순환과 내분비 작용이 촉진되는 등 오장육부의 기능이 정상적으로 활성화됩니다.
- 각종 난치병 환자의 건강회복은 물론 만성 피로, 소화불량, 스트레스 해소뿐 아니라, 정신집중, 잠재능력 개발 등 자아의식 확대에도 많은 효과가 있습니다.

단전호흡 수련에 임하는 자세

- 서두르지 말고 여유 있게 수련에 임할 것
- 대소변은 수련 이전에 볼 것
- 음주를 했을 때는 단전수련을 하지 말 것
- 과식하지 말고 충분한 수면을 취할 것
- 다사다언(多思多言)을 피하고 내기(內氣)를 기를 것
- 단전수련시 허리띠를 졸라매지 말고 장신구(시계, 반지, 안경 등)를 착용하지 말 것
- 수련시 마음을 편히 갖고 욕심부리지 말며 자연스럽게 할 것
- 신비한 이상현상에 현혹되거나 욕심을 부리지 말고 무심상태에서 자연의 순리대로 따라 할 것
- 항상 겸손한 마음과 행동으로 세상 모든 일과 모든 사람에게 감사하는 생활을 할 것

단전호흡 수련방법

 단전호흡 수련방법은 여러 가지가 전해져 오고 있는데, 여기서는 우리 선조들의 전통적인 수련법을 이어 가고 있는 국선도(國仙道) 단전호흡 수련방법을 소개하고자 합니다.
 이 수련법은 종교적인 치우침이 전혀 없는 우리 민족 고유의 수련법입니다. 단 여기 소개되는 내용만을 가지고 단전호흡 수련을 따라 하기는 무리가 있다고 여겨지기 때문에 처음에는 수련원의 지도자나 수련경험이 있는 사람의 지도를 받는 것이 중요하리라고 봅니다. 단전호흡 수련은 항상 머리와 허리를 곧게 펴고 단전에 힘을 모으며 자연스럽게 행해야 됩니다. 또한 전문 수련시간 외에 평소 일상생활에서 무리 없이 자연스럽게 이루어지는 것이 효과적입니다.
 일반인의 호흡(呼吸)은 보통 10초 이내이므로 들이마시는 데 5초, 내쉬는 데 5초부터 시작하여 일정한 시간이 지나면서 자연스러워지면 시간을 배로 늘려 나갑니다. 열심히 수련을 하면 1년 이내에 들숨과 날숨이 각 10초씩에 이르게 되지만 절대 욕심을 부리지 말고 내 몸에 맞게 순리대로 행해야 됩니다.
 단전호흡시 흡지호지(吸止呼止)는 들이마시고 멈추고 내쉬고 멈추는 것이 아닙니다. 흔히 단전호흡시 부작용은 이와 같이 호흡을 억지로 멈추는 데서 비롯되는 경우가 많습니다. 흡지호지를 억지로 멈추면서 하게 되면 마음과 신경의 근육에 경직이 풀리지 않고 오히려 가중되는 수가 많습니다. 이 경우 기가 상하기 쉽고, 따라서 탁혈이 생기는 결과를 낳게 됩니다. 제대로 된 흡지호지는 포물선처럼 들이마시고 머무르는 듯하고 내쉬고 머무르는 듯하는 것입니다. 여기서 지(止)는 그치거나 멈춘다는 뜻이 아니라 머물게 한다는 뜻으로 이해해야 됩니다. 이렇게 숨을 들이마시고 머무르는 듯할 때 마음이 더욱 트이고 기운의 순환도 활발해지며 증강됩니다. 또 내쉬고 머무르는 듯할 때 속에서 뭉클한 기운은 간직하면서 내쉽니다. 몸 속에 있는 잔숨까지 내쉬면서 상체에 긴장되어 있는 부분들을 이완시키는데 마치 줄을 늦추듯이 풀어 주어야 합니다. 이때 몸 안에 경직되어 있던 마음과 신경근육이 풀어지고 또다시 숨을 들이마실 때는 간직한 기

적절치 못한 단전호흡 수련방법

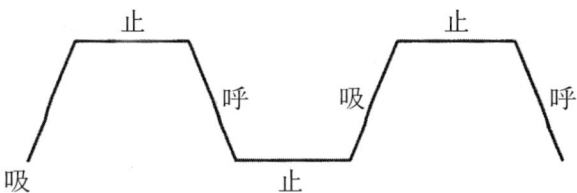

적절한 단전호흡 수련방법

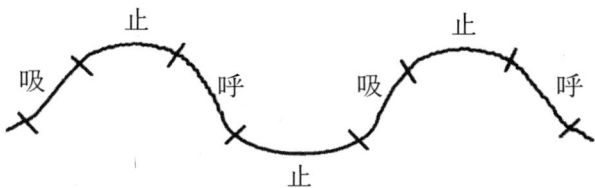

운을 바탕으로 합니다. 이러한 과정에서 기운은 점차 모아지고 쌓여서 축기가 됩니다. 흡지호지를 2단 호흡이라고 하는데, 정신적으로는 집중력이 더욱 높아지고 심리적으로 긴장된 상태가 눈 녹듯이 자연스럽게 풀어지며 육체적으로 경직된 근육이 더욱 잘 풀리면서 기력이 더욱 증진되는 효과가 있습니다.

단전수련 방법은 여러 종류가 있으나 이 책에서 동작으로 소개하는 수련방법은 국선도 단전호흡 수련방법이며 수련순서는 먼저 준비운동을 하고 중기단법 전편수련을 한 다음 정리운동을 합니다. 수련의 단계가 어느 정도 깊어지면 중기단법 후편으로 넘어갑니다. 호흡수련의 중기단법(전후편) 한 동작당 수련시간(1~25번)은 대략 1분 20초 정도이며 자신의 몸에 알맞게 조절합니다.

여기에 소개하는 국선도 단전호흡 수련방법은 수련 도중 여러 가지 신체적 변화가 있을 수 있으므로 반드시 국선도 수련원이나 수련경험이 많은 사람에게 지도를 받는 것이 중요하며 무리하지 말고 자기 몸에 알맞게 점진적으로 수련에 임하는 것이 좋습니다.

준비운동

	동작그림	동작설명
1		두손을 머리 위로 수직으로 뻗치고 윗몸을 뒤로 젖혔다가 앞으로 숙이고 두손을 동시에 바닥에 댄다.
2		두손을 옆구리에 대고 궁둥이를 왼쪽으로 세 번, 오른쪽으로 세 번 돌려 준다.
3		두발을 천천히 뻗고 앉아서 두손을 뒤로 돌려 바닥에 대고 양 발목을 굽혔다 폈다 네 번 한 다음 발목을 왼쪽으로 네 번, 오른쪽으로 네 번 돌려 준다.
4		두발을 길게 뻗고 앉아 손이 닿는 부분의 혈점(穴點)을 누르거나 각 처를 가볍게 두드려서 기의 순환을 도와준다.

	동작그림	동작설명
5		오른발은 뻗고 왼발은 오른쪽 무릎 위에 올려놓은 뒤 왼손으로 왼쪽 발목을 잡고 오른손으로 왼쪽 발가락을 감싸쥐고 발목까지 뒤로 젖혔다 굽혔다를 네 번 하고 나서 발목을 돌려 준다.
6		5번과 같은 자세로 앉아서 왼손으로 오른쪽 발목을 잡고 용천혈(湧泉穴)과 발바닥의 움푹한 부분을 두드리든가 용천혈을 눌러 준다.
7		삼음교혈(三陰交穴)을 살며시 눌러 준다.
8		각 혈점을 찾아 지그시 눌러 준다.

	동작그림	동작설명
9		그림에서 보이듯이 오른손으로 오른발을 당기며 앞으로 굽힐 듯하게 하고 왼손으로 왼쪽 무릎을 눌러 준다.
10		두손으로 오른발을 잡은 채 윗몸을 굽히고 좌우로 움직이다가 뒤로 젖히어 흔들어 준다. 단 바닥에 손가락을 대고 반복한다.
11		오른발은 뻗고 왼쪽 무릎은 굽혀 세운다. 윗몸은 왼쪽으로 왼손바닥에 대고 틀어 준다.
12		왼발은 뻗고 오른발은 왼쪽 무릎 위에 올려놓고 오른손으로 오른쪽 발목을 잡고 왼손으로 오른쪽 발가락을 감싸쥔 다음 발목까지 뒤로 젖히고 굽혔다가 돌려 준다.

	동작그림	동작설명
13		왼발을 뻗고 오른발을 왼쪽 무릎에 올려놓는다. 왼손으로 오른쪽 발목을 잡고 발바닥의 움푹한 부분을 두드려 준다. 6번과 반대로 실시하면 된다.
14		혈점을 살며시 눌러 준다.
15		각 혈점을 찾아 살며시 눌러 준다. 8번과 반대로 실시하면 된다.
16		왼발을 뻗고 오른발을 왼쪽 무릎에 올려놓고 앉아 왼손으로 왼쪽 발가락을 잡고 오른손으로 오른쪽 무릎을 눌러 준다.
17		왼발을 뻗은 채 두손으로 왼발을 감싸쥐고 윗몸을 앞으로 숙인다. 그런 다음 왼발을 좌우로 움직였다가 두손을 뒤로 짚고 궁둥이를 들어 좌우로 몸을 움직이기를 반복한다.

	동작그림	동작설명
18		왼발을 뻗고 오른쪽 무릎을 굽혀 세운 뒤 윗몸을 오른쪽으로 틀되 오른손을 바닥에 대고 튼다. 단 심하게 틀면 위험하다.
19		두발을 좌우로 크게 벌리고 앉는다. 각 혈을 살며시 눌러 주고 윗몸을 좌우로 돌리며 틀되 두손을 바닥에 대고 반복한다.
20		두발을 양쪽으로 크게 벌린 다음 윗몸을 왼쪽으로 틀어 숙이며 두손을 왼발 쪽으로 뻗었다가 다시 오른쪽으로 틀어 숙이기를 반복한다.
21		발을 벌린 채 윗몸을 앞으로 숙인다.

	동작그림	동작설명
22		위의 상태에서 두손을 뒤로 돌려 바닥을 짚고 궁둥이 들어 주기를 반복한다.
23		양쪽 무릎을 굽혀 양발바닥을 마주대고 두손은 무릎을 눌렀다가 폈다 굽혔다를 반복한다.
24		두손으로 발목을 잡고 몸을 들었다 놓았다 한다.
25		두손으로 양쪽 발가락을 움켜쥐고 윗몸을 숙였다 젖혔다 한다.

	동작그림	동작설명
26		가부좌 상태에서 두손을 양무릎에 대고 윗몸을 돌려 준다. 왼쪽으로 세 번, 오른쪽으로 세 번 실시한다.
27		가부좌를 하고 두손을 뒤로 깍지끼어 뻗는다. 그리고 윗몸을 왼쪽과 오른쪽으로 정(正)으로 숙였다 편 다음 뒤로 돌린 채 흔들어 준다.
28		가부좌를 하고 두손을 목 뒤에서 깍지끼고 윗몸을 좌우로 숙이기를 반복한다.
29		가부좌 자세에서 윗몸을 좌우로 틀어 준다. 두손을 바닥에 짚고 실시한다.

	동작그림	동작설명
30		가부좌를 하고 두손으로 바닥을 짚은 다음 몸 전체를 앞으로 하여 그림처럼 한다. 뒤로 손 짚고 궁둥이 들기를 반복한다.
31		두다리를 쭉 뻗고 발을 흔들기도 하고 가볍게 두드리기도 한다.
32		두손을 목 뒤에 깍지끼고 윗몸을 앞으로 바짝 숙였다가 세우며 왼쪽으로 틀고 다시 숙였다 오른쪽으로 틀기를 반복한다.
33		두발을 모아 길게 뻗고 윗몸을 좌우로 튼다. 두손으로 바닥을 짚고 실시한다.

	동작그림	동작설명
34		두다리를 뻗고 윗몸을 앞으로 바짝 숙였다가 손을 뒤로 돌려 바닥을 짚고 온몸 틀기를 반복한다.
35		양무릎을 굽혀 모으고 두손으로 감싸쥔 다음 윗몸을 뒤로 넘겨 어깨가 바닥에 닿도록 했다가 세우기를 세 번 한다.
36		두발을 그림처럼 왼쪽으로 틀어 앉아 두손을 목 뒤에 깍지끼고 윗몸을 왼쪽으로 굽혔다 세우며 오른쪽 바라보기를 반복한다. 다시 반대 동작을 반복적으로 실시한다.
37		양무릎을 꿇고 앉아서 두손을 옆구리에 대고 목을 앞뒤로 숙였다 젖혔다 한다.

	동작그림	동작설명
38		같은 자세에서 목을 좌우로 틀어 준다.
39		역시 같은 자세에서 목을 좌우로 반복하여 숙인다.
40		목을 왼쪽으로 세 번, 오른쪽으로 세 번 돌려 준다.
41		무릎을 꿇고 앉아 두손을 앞으로 깍지끼어 낮추었다 앞으로 뻗었다 머리 위로 수직으로 올리기를 반복한다.

	동작그림	동작설명
42		두손을 깍지낀 채 위로 올려 좌우로 굽혀 준 다음 앞으로 뻗어 좌우로 움직여 준다.
43		두손을 틀어 깍지를 끼고 앞으로 뻗었다 당겼다 하기를 반복하고 다시 손을 바꾸어 실시한다.
44		무릎을 꿇고 앉아 두손을 앞으로 쭉 뻗어 손바닥을 마주 댔다가 손목을 굽혀 좌우로 손을 벌리고 난 다음에 두손을 좌우로 크게 벌린다.
45		두 손등을 마주 댔다 손목을 좌우로 젖힌 뒤 다시 좌우로 벌린다.

	동작그림	동작설명
46		그 상태에서 엄지손가락을 댔다가 벌린다.
47		그리고 다시 새끼손가락을 댔다가 벌린다.
48		무릎을 꿇고 앉아 두손을 어깨에 대고 앞뒤로 돌린다.
49		궁둥이를 들어 두손을 옆구리에 대고 윗몸 뒤로 젖히기를 두 번 한다.

	동작그림	동작설명
50		오른쪽 무릎은 굽히고 왼발은 앞으로 쭉 뻗은 채 두손을 뒤로 돌려 깍지끼고 윗몸을 왼발 앞으로 바짝 숙였다 세우며 좌우로 움직여 준다. 다시 발을 바꾸어 실시한다.
51		발을 모으고 두손으로 무릎을 짚고 앉았다 섰다 하기를 반복한다.
52		이어서 무릎 돌려 주기를 왼쪽으로 세 번, 오른쪽으로 세 번 한다.
53		두발을 어깨 넓이로 벌리고 두손을 옆구리에 대고 허리 돌리기를 왼쪽으로 세 번, 오른쪽으로 세 번 한다.

	동작그림	동작설명
54		두손을 축 늘어뜨리고 좌우로 윗몸 틀어 주기를 반복 실시한다.
55		두손을 옆으로 벌리며 숨을 마셨다가 손을 앞으로 하며 숨을 내쉰다.
56		위에서 아래로 배를 쓰다듬으며 준비한다.
57		편안히 눕는다.

중기단법(中氣丹法) 전편

본법	별법	동작그림	동작설명
1 일신일심법	정법		똑바로 서서 합장하여 두 손을 가슴 부분에 대고 단전호흡을 한다.
2 일신일심법	좌법		똑바로 서서 두손을 그대로 단전에 대고 엄지손가락(拇指)과 둘째손가락(人指)을 떼지 않은 채 단전호흡을 한다.
3 일신일심법	입법		똑바로 서서 두손을 단전 좌우편에 대고 윗몸을 약간 뒤로 젖히고, 몸을 척추에 의지하고 단전호흡을 한다.
4 일신일심법	측법		똑바로 서서 두손을 단전 좌우편에 대고 호흡할 때마다 좌우편을 번갈아 가볍게 누르며 단전호흡을 한다.

	본법	별법	동작그림	동작설명
5	일신일심법	동법		똑바로 서서 자연스럽게 두손을 길게 늘어뜨리고 단전호흡을 한다.
6	정심법	합법		똑바로 서서 두손을 겨드랑이에 자연스럽게 끼고 단전호흡을 한다.
7	정심법	신법		똑바로 서서 두손은 목 뒤에 깍지끼고 머리는 뒤로 젖히고 손은 앞으로 살며시 당기며 단전호흡을 한다.
8	정심법	낙법		천천히 윗몸을 앞으로 숙이고 두손을 길게 늘어뜨린 다음 고개를 들고 단전호흡을 한다.

	본법	별법	동작그림	동작설명
9	정심법	역법		천천히 윗몸을 뒤로 젖히고 고개를 앞으로 숙이고 두손을 뒤로 하여 허리에 수직으로 대고 단전호흡을 한다.
10	정심법	동법		똑바로 서서 자연스럽게 두손을 길게 늘어뜨리고 발 끝에 힘을 주어 뒤꿈치는 드는 느낌으로 몸을 좌우로 움직이며 단전호흡을 한다.
11	해심법	합법		가부좌 자세로 두손을 겨드랑이에 자연스럽게 끼고 단전호흡을 한다.
12	해심법	신법		가부좌 자세로 두손을 목 뒤에 깍지끼고 머리를 뒤로 젖히고 손을 앞으로 살며시 당기며 단전호흡을 한다.

	본법	별법	동작그림	동작설명
13	해심법	낙법		두발을 길게 뻗고 두손으로 발가락을 잡은 다음 고개를 들고 단전호흡을 한다.
14	해심법	역법		발을 뻗은 채 윗몸을 뒤로 젖히고 두손으로 땅을 짚고 고개는 앞으로 숙이고 단전호흡을 한다.
15	해심법	동법		발을 뻗은 채 자연스럽게 앉아서 단전호흡을 한다.
16	휴심법	전법		두발을 넓게 벌리고 무릎(鶴骨) 뒤를 잡고는 가슴을 펴고 단전호흡을 한다.

	본법	별법	동작그림	동작설명
17	휴심법	후법		두발을 넓게 벌리고 두손으로 발목을 잡고 윗몸을 앞으로 바짝 숙이고 고개를 들고 단전호흡을 한다.
18	휴심법	좌법		두발을 벌린 채 윗몸을 왼쪽으로 틀며 왼손으로 땅을 짚고 오른손으로는 단전에 대고 단전호흡을 한다.
19	휴심법	우법		좌법의 반대로 실시한다.
20	휴심법	동법		두발을 벌린 채 호흡에 맞추어 앞뒤로 움직이며 단전호흡을 한다.
21	동심법	상법		두발을 바짝 포개고 윗몸은 앞으로 숙이고 고개를 든 상태에서 두손은 두발의 용천혈을 엄지손가락으로 누르며 단전호흡을 한다.

	본법	별법	동작그림	동작설명
22	동심법	하법		무릎을 꿇고 앉아 두손을 길게 늘어뜨리고 가슴을 펴고 단전호흡을 한다.
23	동심법	중법		양발바닥을 마주 대어 앞으로 당기고 양무릎을 두 손으로 누른 채 윗몸을 앞으로 숙이고 고개를 들고 단전호흡을 한다.
24	동심법	압법		양무릎을 모아 세우고 두 손을 무릎 뒤로 넣어 끌어당기며 고개를 들고 단전호흡을 한다.
25	동심법	동법		윗몸을 좌우로 천천히 움직이며 자연스러운 자세로 앉아서 단전호흡을 한다.

정리운동

	동작그림	동작설명
1		행공을 끝내면 손발에 살며시 힘을 주며 기지개를 켠다.
2		두발을 벌리고 두손을 목 뒤에 깍지끼고 윗몸을 좌우로 틀어 준다.
3		손바닥을 비벼서 열이 나면 얼굴을 문지르고 얼굴 각 혈을 살며시 누른다.
4		견정혈(肩井穴)을 한손으로 누르며 팔을 돌려 준다. 양쪽을 교대로 실시한다.

	동작그림	동작설명
5		그림처럼 두손을 교차하여 팔운동을 한다.
6		두손으로 가슴 부위를 끌어안듯이 하다가 좌우로 벌리기를 반복한다.
7		두손과 두발을 들어 흔들어 준다.
8		두손을 벌려 바닥에 대고 양무릎을 굽혀 모아 좌우로 숙이기를 반복한다.

	동작그림	동작설명
9		두발을 위로 뻗어 왼쪽으로 세 번, 오른쪽으로 세 번 크게 돌린다.
10		한손은 발목을 교차하여 잡고 한손은 무릎에 대고 무릎을 굽혔다 폈다 반복하여 실시한다. 발을 바꾸어 반대 동작을 한다.
11		무릎을 굽히고 배를 번쩍 들었다 다시 숨을 멈추고 갑자기 발을 길게 편다.
12		궁둥이만 바닥에 대고 상체와 하체를 들어 준다. 그림을 참조하라.

	동작그림	동작설명
13		두발을 벌리고 윗몸을 좌우로 교차하여 틀어 주기를 반복한다.
14		두손을 벌리고 발을 교차하여 좌우로 보낸다. 발이 손 끝에 닿을 정도로 하는데, 고개는 반대로 한다.
15		두손을 배에 얹고 발가락과 머리만 바닥에 댄 채 몸 전체를 든다.
16		두손을 허리에 대고 두발을 머리 뒤로 넘긴다.

	동작그림	동작설명
17		두손과 양발가락을 바닥에 대고 몸 전체를 든다.
18		천천히 엎드린 채 두손과 양발가락으로 바닥을 두드린다.
19		두손을 어깨에 대고 윗몸을 들어 좌우로 목을 돌린다.
20		엎드린 자세에서 윗몸을 좌우로 틀어 준다. 이것은 반복하여 실시한다.
21		두손을 양옆에 붙이고 두발을 교차하여 위로 올린다.

	동작그림	동작설명
22		발목을 교차하여 잡고 상체와 하체를 든다.
23		단전만 바닥에 대고 두손으로 양발목을 잡고 상체와 하체를 든다.
24		양발가락으로 바닥을 두드리며 두손으로 허리 부분을 가볍게 두드린다.
25		두손을 바닥에 짚고 두발을 교차하여 위로 올린다.

	동작그림	동작설명
26		두손을 바닥에 짚고 무릎을 굽혔다 편다.
27		두 사람이 등을 맞대고 교대로 업어 준다.
28		제자리에서 뜀뛰기를 한다
29		숨을 크게 내쉰다.

중기단법(中氣丹法) 후편

	본법	별법	동작그림	동작설명
1	신심법	전법		똑바로 서서 단전을 약간 내밀고 두 엄지손가락과 맞대어 단전에 대고 윗몸을 약간 뒤로 젖히고 고개는 앞으로 숙이고 단전호흡을 한다.
2	신심법	후법		신심법(身心法)의 전법과 반대 동작을 한다.
3	신심법	좌법		똑바로 서서 윗몸을 오른쪽으로 굽히며 오른손을 옆구리에 수직으로 대고 왼손은 길게 늘어뜨리고 단전호흡을 한다.
4	신심법	우법		신심법의 좌법과 반대 동작을 한다.

본법	별법	동작그림	동작설명
5 신심법	동법		똑바로 서서 손을 자연스럽게 늘어뜨리고 머리만 좌우로 움직이며 단전호흡을 한다.
6 신심법	상법		똑바로 서서 들이마실 때는 발뒤꿈치를 들고 내쉴 때는 발뒤꿈치를 내리며 단전호흡을 한다.
7 신심법	하법		앞으로 굽혀 머리를 땅에 대고 두손을 깍지끼어 허리에 대고 단전호흡을 한다.
8 신심법	중법		엎드려 뻗친 자세로 단전호흡을 한다.

	본법	별법	동작그림	동작설명
9	신심법	압법		천천히 일어서며 윗몸을 앞으로 굽혀 두손을 무릎 뒤로 깍지끼어 잡고 고개를 들고 단전호흡을 한다.
10	신심법	동법		똑바로 서서 호흡에 따라 윗몸만 앞뒤로 움직이며 단전호흡을 한다.
11	파심법	수법		똑바로 서서 허리를 뒤로 젖히며 두손을 길게 늘어뜨리고 목은 앞으로 숙이고 단전호흡을 한다.
12	파심법	화법		똑바로 서서 두손을 자연스럽게 높이 들고 단전호흡을 한다.

단전호흡

	본법	별법	동작그림	동작설명
13	파심법	목법		똑바로 서서 두손을 자연스럽게 옆으로 뻗고 단전호흡을 한다.
14	파심법	금법		똑바로 서서 내쉴 때는 두손을 가볍게 주먹 쥐고 단전을 살며시 두드리며 단전호흡을 한다.
15	파심법	토법		똑바로 서서 두손을 목 뒤로 자연스럽게 깍지끼고 발 끝에 힘을 주고 몸을 전후좌우로 움직이며 단전호흡을 한다.
16	전심법	정법		천천히 가부좌 자세로 합장을 하고 단전호흡을 한다.

여러 증상을 다스리는 종합요법

	본법	별법	동작그림	동작설명
17	전심법	좌법		가부좌 자세로 두손을 그대로 단전에 갖다대고 엄지손가락과 집게손가락을 붙여서 대고 단전호흡을 한다.
18	전심법	입법		가부좌 자세로 두손을 단전 좌우편에 대고 가슴을 곧게 펴고 단전호흡을 한다.
19	전심법	측법		가부좌 자세로 두손을 단전 좌우편에 대고 호흡할 때마다 교대로 좌우편을 가볍게 누르며 단전호흡을 한다.
20	전심법	동법		가부좌 자세로 두손을 무릎 위에 자연스럽게 놓고 단전호흡을 한다. 앞뒤로 살며시 윗몸을 움직여 주며 행공한다.

본법	별법	동작그림	동작설명
21 사리정별법	수법		편안히 엎드려 두손을 양 옆구리 옆에 손바닥이 하늘로 향하도록 놓고 뺨을 땅에 대고 단전호흡을 한다.
22 사리정별법	화법		두손을 뒤로 깍지끼어 허리에 대고 단전만 땅에 대고 상체와 하체를 들고 단전호흡을 한다.
23 사리정별법	목법		편안히 반듯하게 누워서 단전호흡을 한다.
24 사리정별법	금법		엉덩이 밑부분만 바닥에 대고 상체와 하체를 들고 두손으로 두발 끝을 잡고 단전호흡을 한다.
25 사리정별법	토법		편안한 자세로 앉아 무아무념(無我無念)의 깊은 경지에서 단전호흡을 한다.

셋째 마당

약차 재료 및 산야초의 종류와 효능

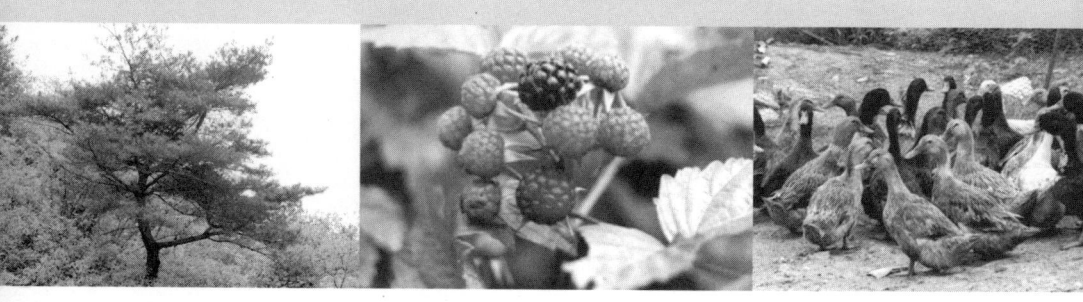

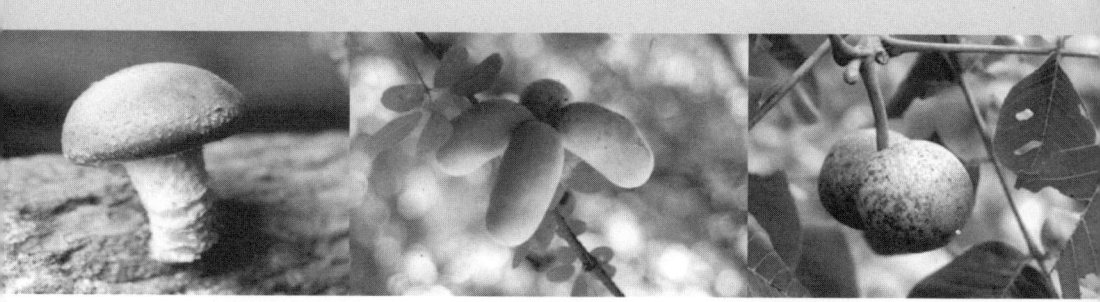

느릅나무 뿌리껍질 / 겨우살이 / 부처손 · 바위손 / 으름덩굴 / 짚신나물 / 오갈피나무 / 산죽 / 화살나무 / 어성초 / 삼백초 / 백화사설초 / 쑥 / 머위 / 돌나물 / 달래 / 냉이 / 취나물 / 민들레

느릅나무
염증, 종기, 종창에 효과적이며 주로 뿌리껍질을 약재로 씁니다.

겨우살이
참나무에 기생하는 것이 좋으며 허리 아픔, 관절염에 쓰이고 마음을 안정시키며 뼈와 근육을 튼튼하게 합니다.

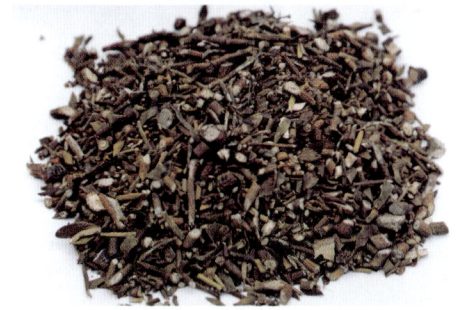
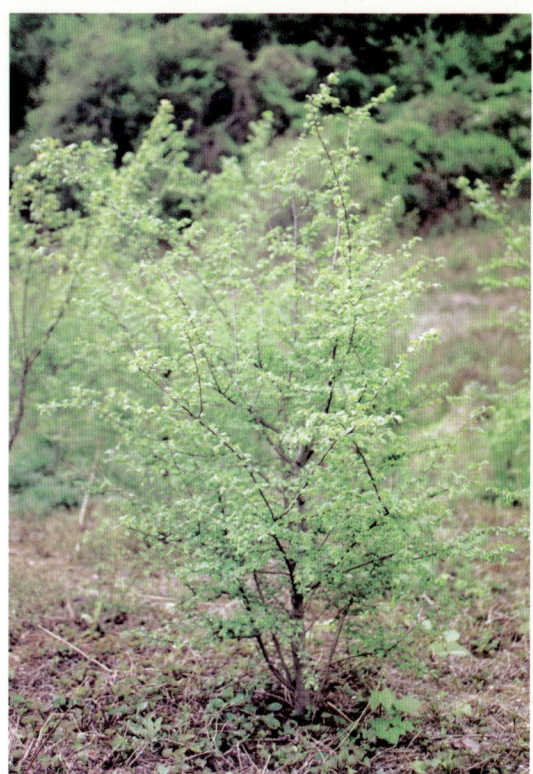

부처손(바위손)
어혈을 없애고 피나는 것을 멈추게 하는 효과가 있으며 생리불순, 빈혈, 노혈 등에 쓰입니다.

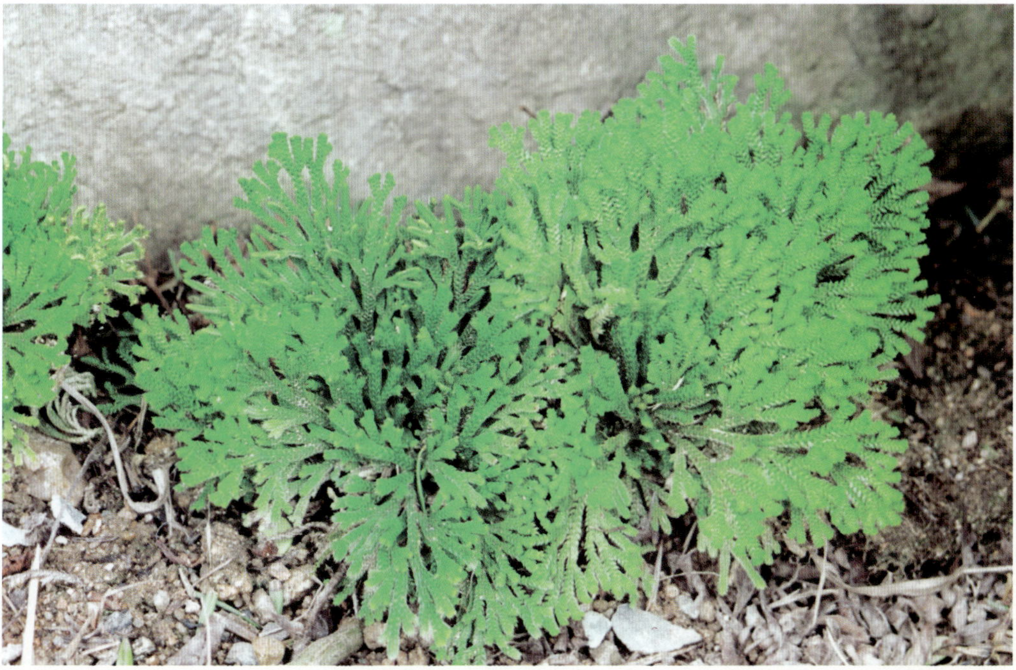

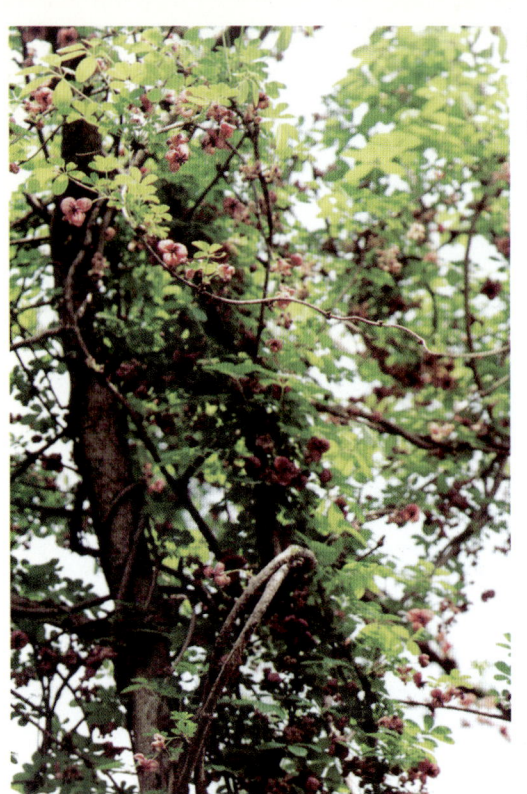

◐ 으름덩굴
열을 내리고 오줌을 잘 누게 하는 작용이 있으며 강심작용, 염증없애기작용과 항암효과가 있습니다.

◐ 짚신나물
종양, 염증에 주로 쓰이며 어린 잎은 나물로도 먹습니다.

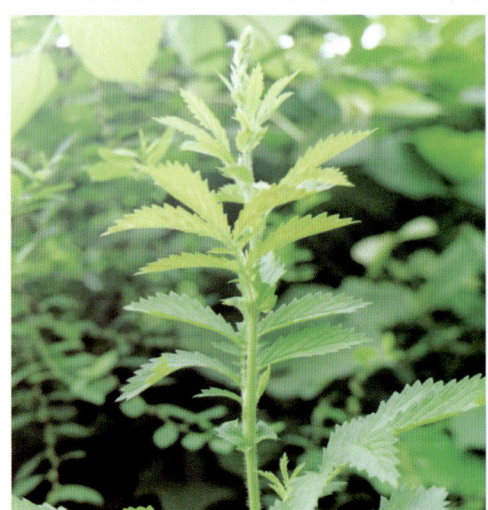

◐ 꾸지뽕나무
어혈을 없애고 소변을 잘 나가게 하고 항암, 항염효과도 좋습니다.

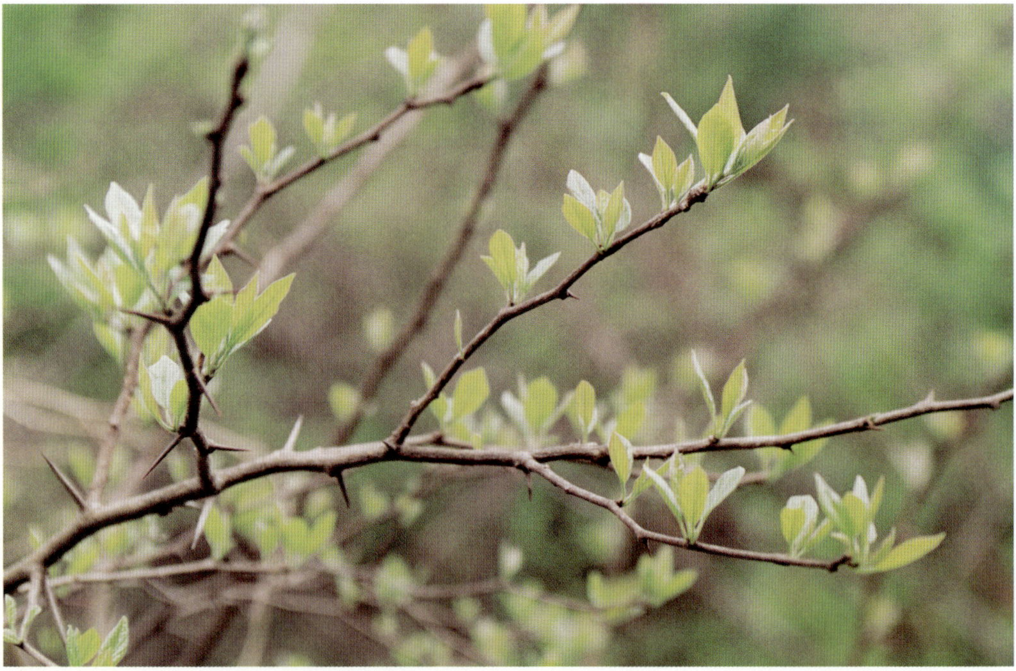

◎ 바위솔
주로 바위나 오래 묵은 기와 위에서 자생하며 옹종, 치질, 피를 토하는 데 등에 쓰입니다.

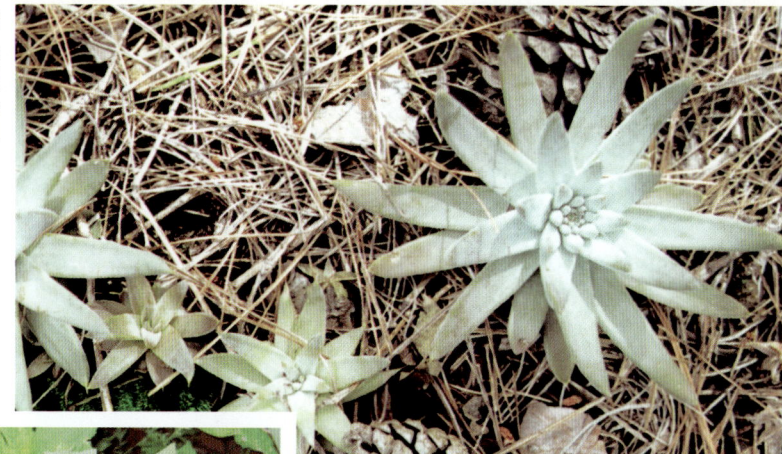

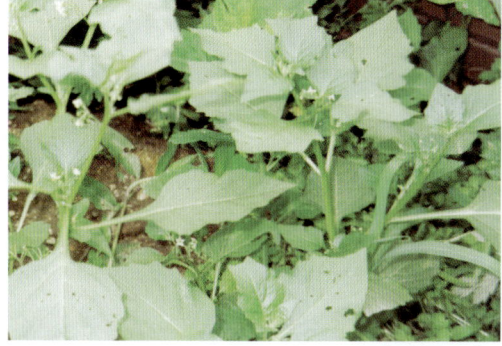

◎ 까마중
독을 풀고 혈액순환을 촉진시키며 염증없애기작용 및 항암작용과 특히 복수가 차는 데 효과적입니다.

◎ 오갈피
인체의 면역력을 높여주며 강심, 강장작용을 하고 피로회복, 백혈구 늘림에 효과가 있습니다.

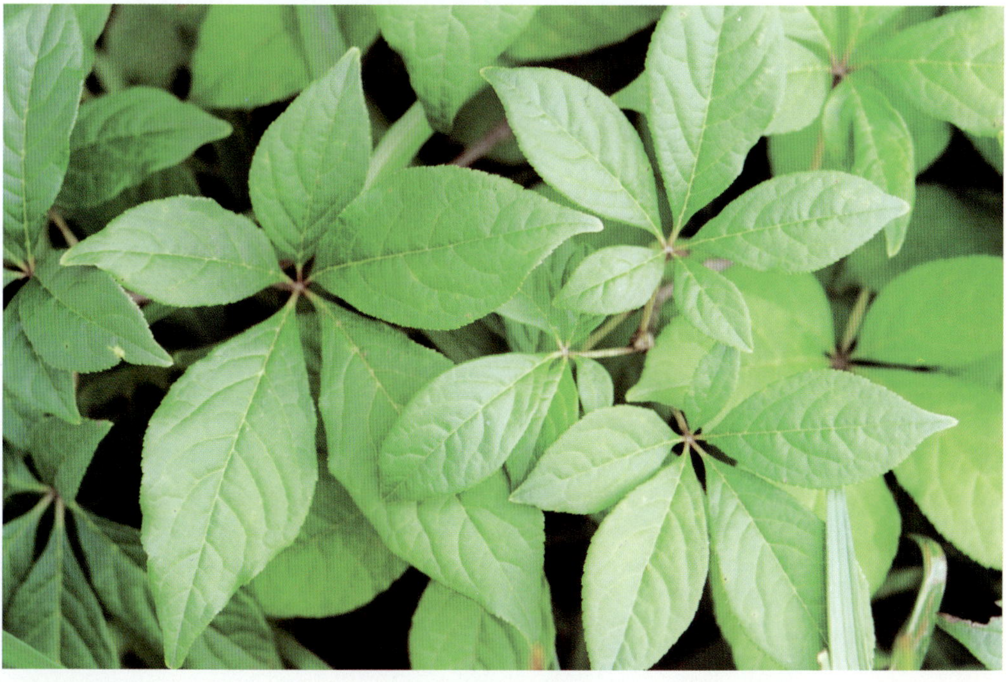

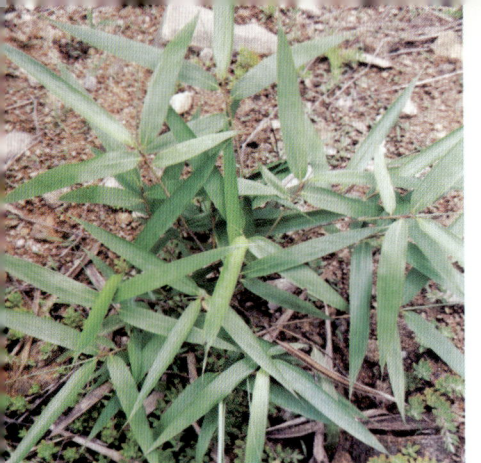

◐ 산죽
우리나라 여러 지역 산에서 자생하며 열을 내리고 오줌을
잘 누게 하며 각종 염증 및 암에 활용하면 좋습니다.

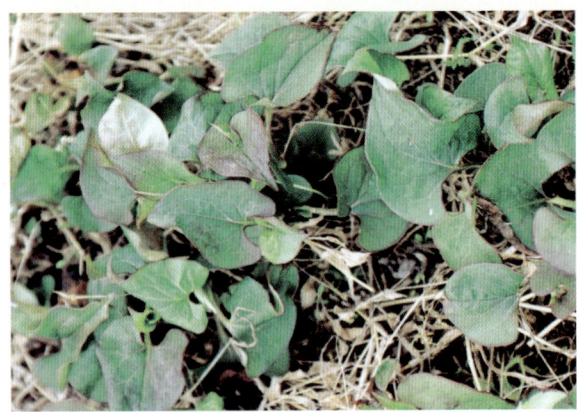

◐ 어성초
열을 내리고 독을 풀며 오줌을 잘 누게 하고
억균작용과 모세혈관 강화작용을 합니다.

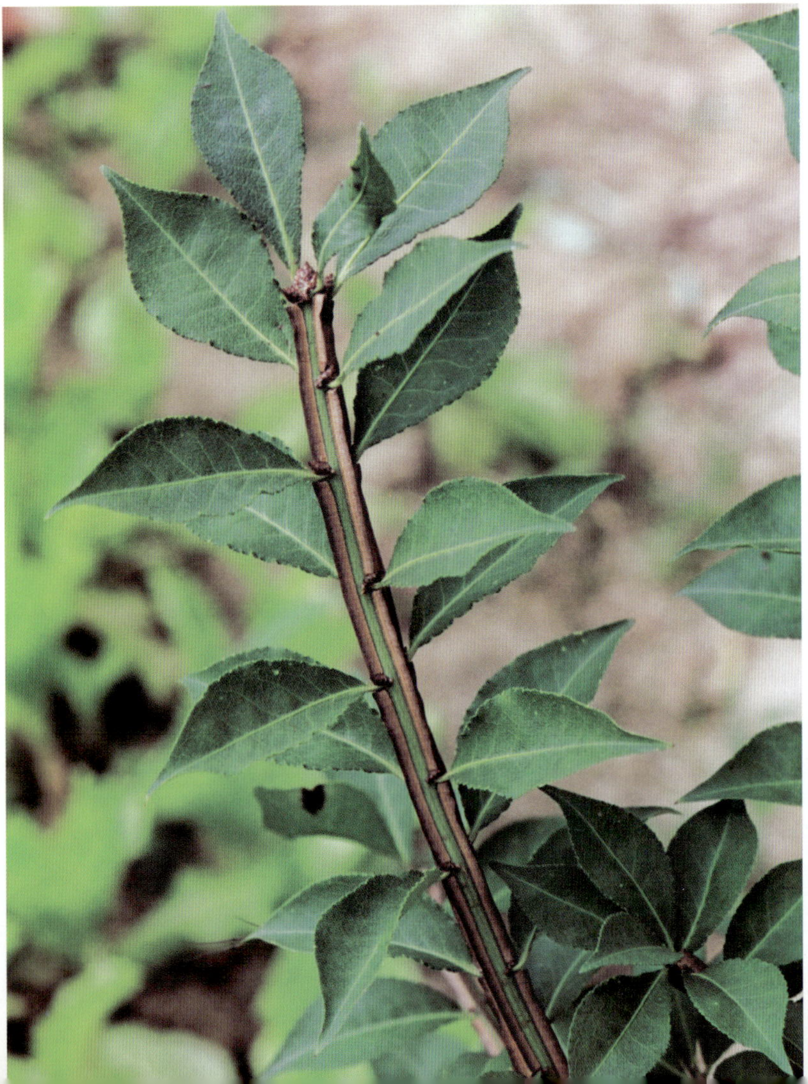

◐ 화살나무
마음을 편안하게 하고
어혈을 풀어주며
혈액순환을
좋게 합니다.

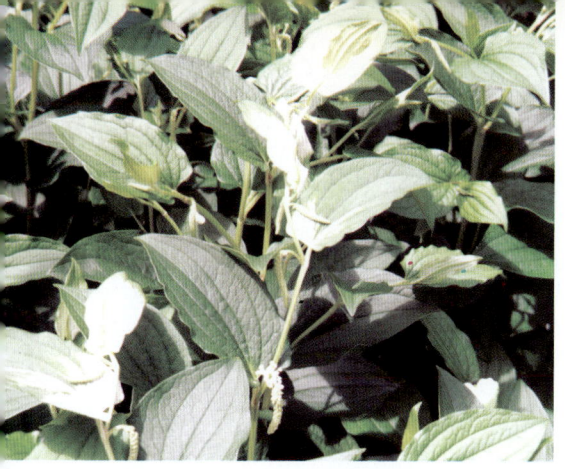

◎ 삼백초

잎, 꽃, 뿌리가 희다하여 삼백초라 부르며 각종 암과 염증 등에 약재로 쓰입니다.

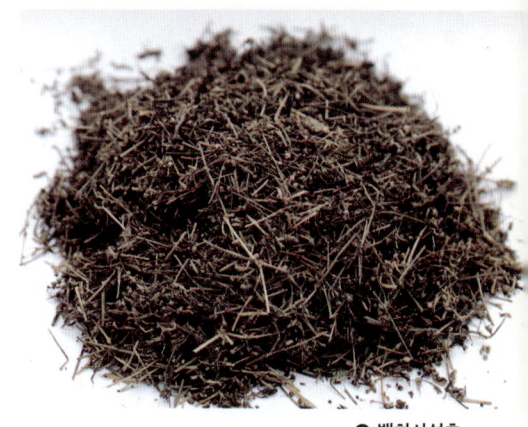

◎ 백화사설초

꽃빛깔이 하얗고, 잎모양이 뱀 혓바닥을 닮았다고 해서 백화사설초라 부르는 이 약초는 열을 내리고 독을 풀며 염증을 삭이고 오줌을 잘 나가게 하며 갖가지 종양에 널리 쓰입니다.

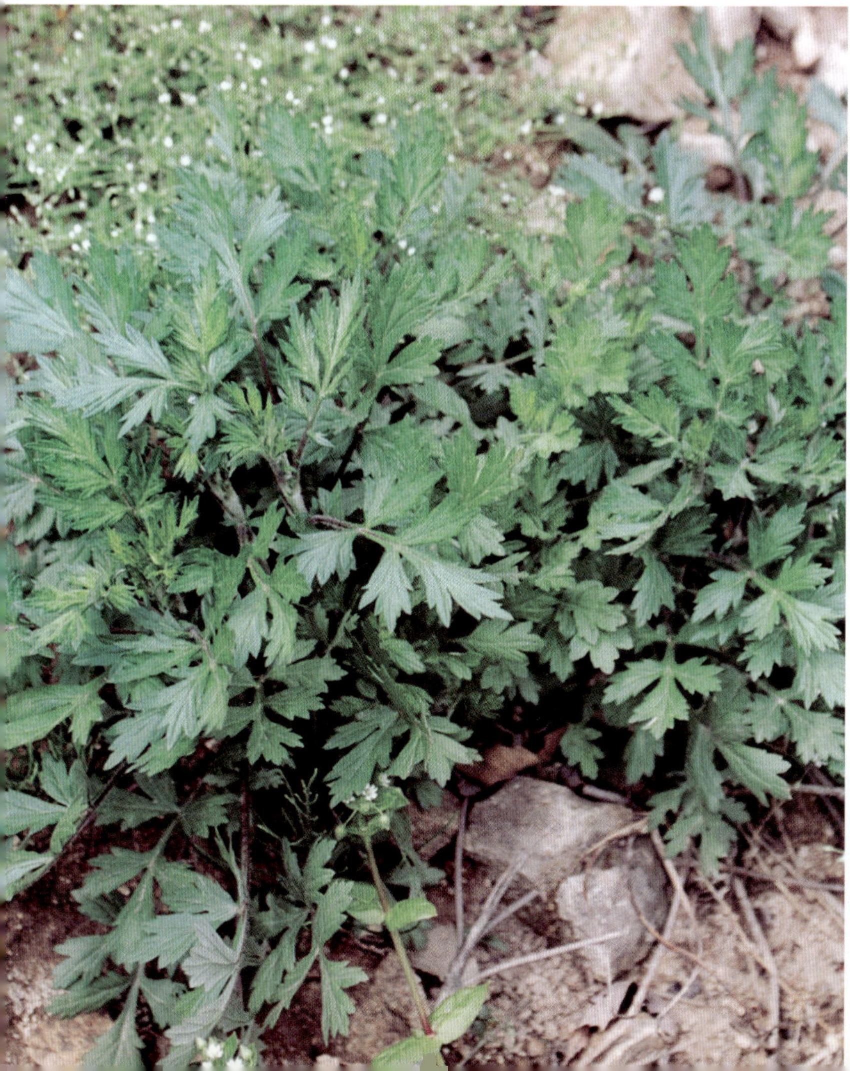

◎ 쑥

가장 흔하면서도 체질을 개선하고 면역력을 높이는 데 효과가 좋습니다. 쑥국 끓여먹기, 떡 만들어먹기, 녹즙 재료 등으로 활용합니다.

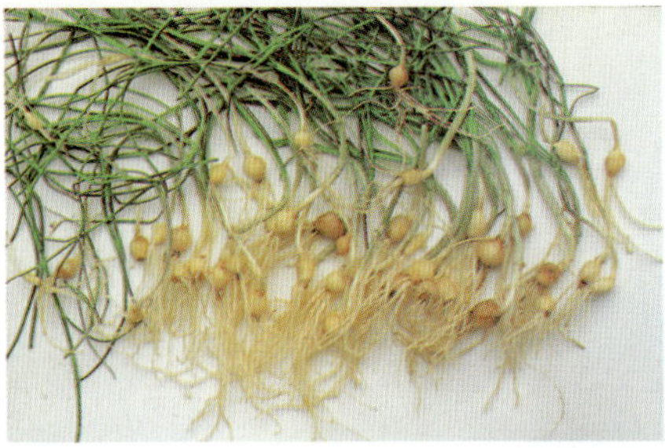

◐ 달래
정신을 안정시키고, 잠이 잘 오게 하며 정력을 좋게 하는 데 효과가 있는 것으로 알려져 있으며, 가래와 염증을 삭이며 소화가 잘되게 하는 데 널리 쓰입니다.

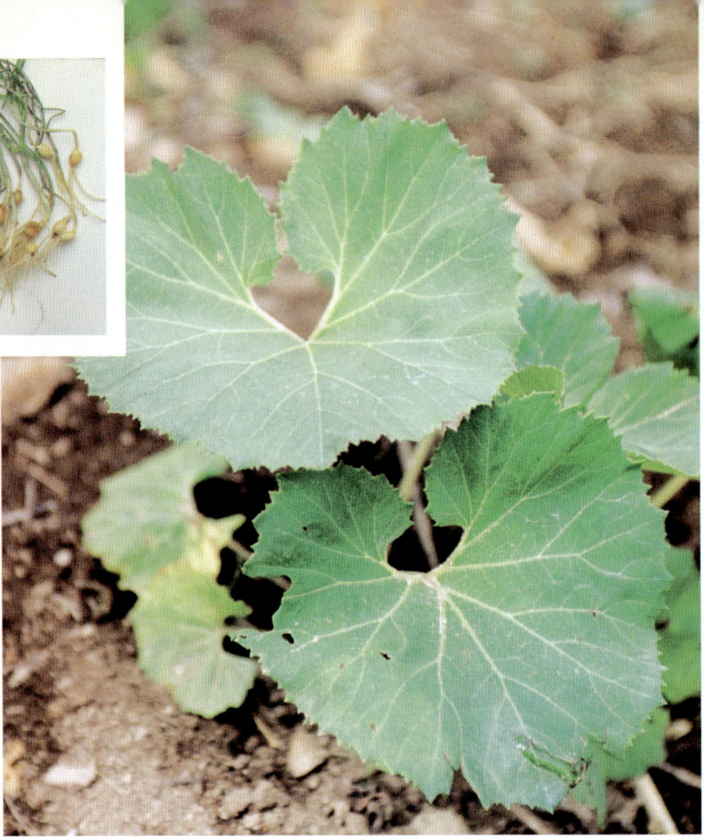

◐ 머위
나물과 생즙으로 주로 활용하며 체질개선에 좋으며 특히 기관지계 질환에 효과적입니다. 또 각종 암과 염증 질환에도 쓰입니다.

◐ 돌나물
열을 내리고 독을 풀어주는 효과가 있고, 특히 간질환에 효과가 좋습니다. 주로 나물과 녹즙 재료로 활용합니다.

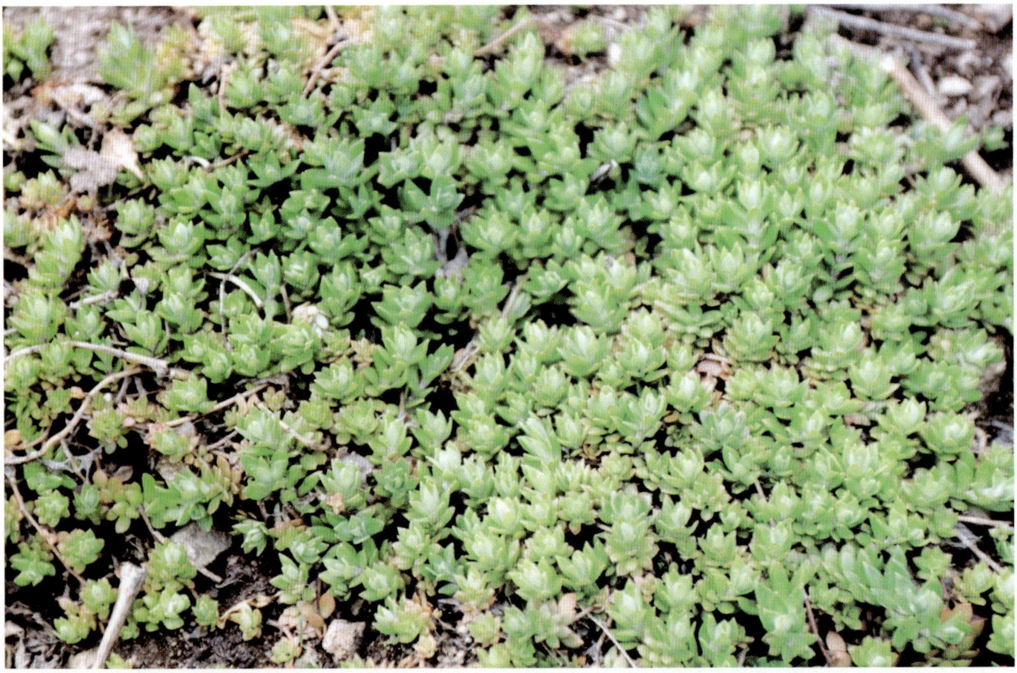

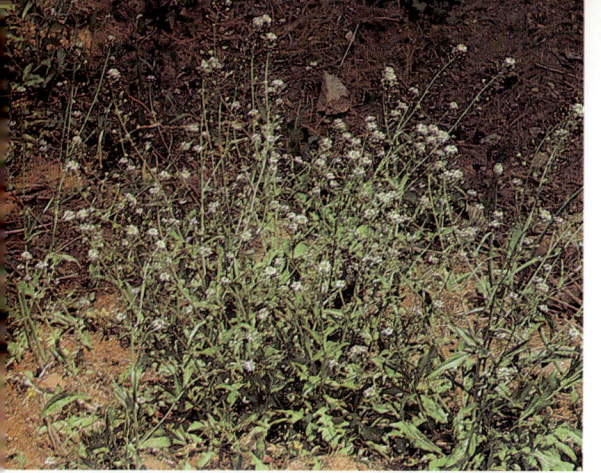

✿ 냉이

좋은 영양식품인 동시에 간장을 이롭게 하고 눈을 밝게 하며 혈압을 낮추게 하는 훌륭한 약초입니다. 냉이에 쌀을 넣고 끓인 죽은 몸이 쇠약한 사람, 만성 신장염, 빈혈, 부종 등에 매우 좋습니다.

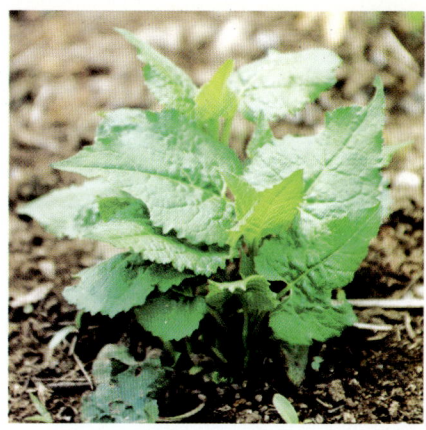

✿ 취나물

나물로 많이 활용되는 취는 사상체질 모두에게 흡수력이 좋은 나물로서 체질을 개선하고 면역력을 높여주는 식품입니다.

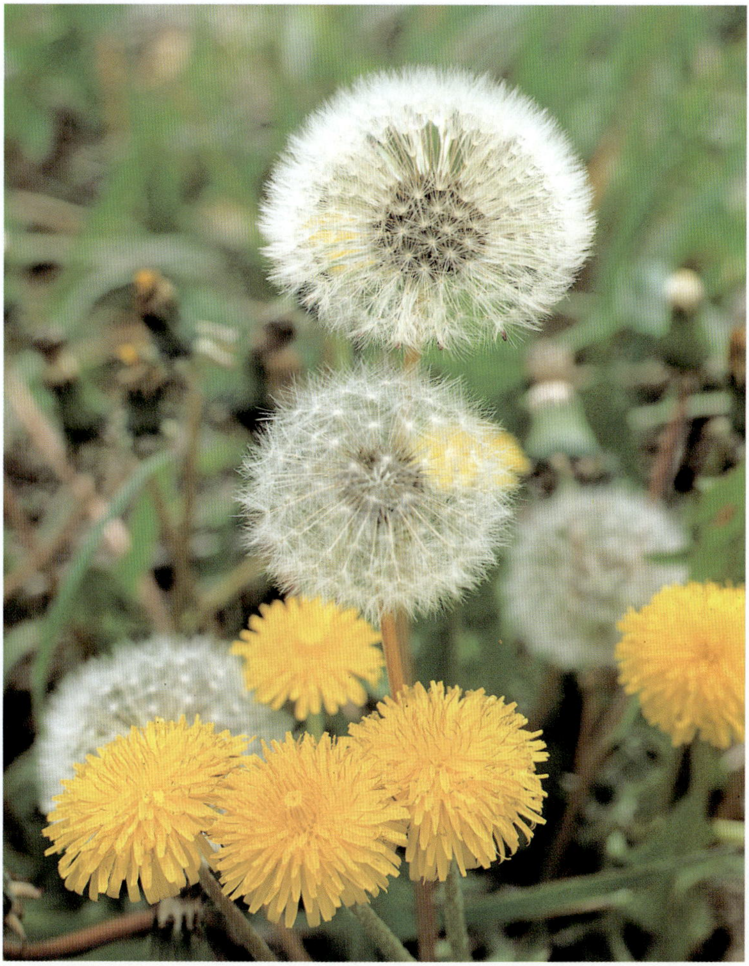

✿ 민들레

나물, 녹즙 재료, 한약재로 쓰이며 각종 염증과 암 치료에 쓰입니다.

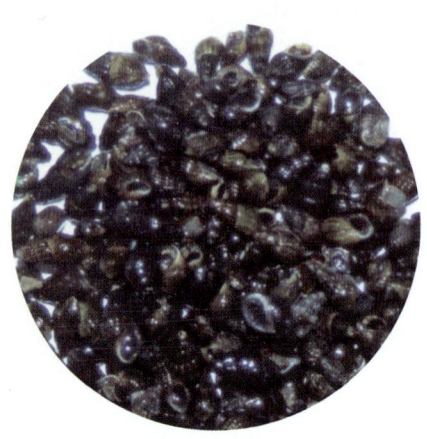

○ 다슬기
민물 고둥이라고도 부르며 각종 난치병에 보조 치료제로 쓰입니다.

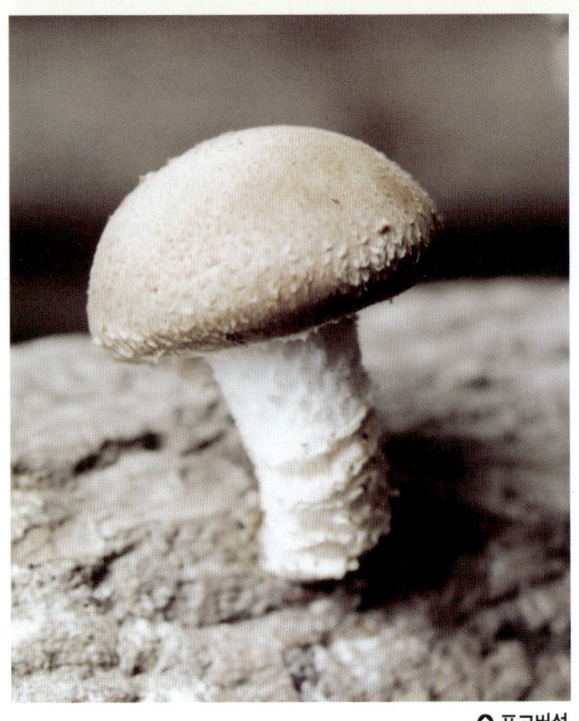

○ 표고버섯
주로 참나무에서 잘 자라며 영양이 풍부하고 체질을 개선하여 주며 항암 작용이 강합니다.

○ 자연 송이버섯
버섯 가운데 가장 항암활성이 높은 것으로 알려진 송이 버섯은 버섯갓이 퍼지지 않았을 때 따서 식품으로도 이용합니다.

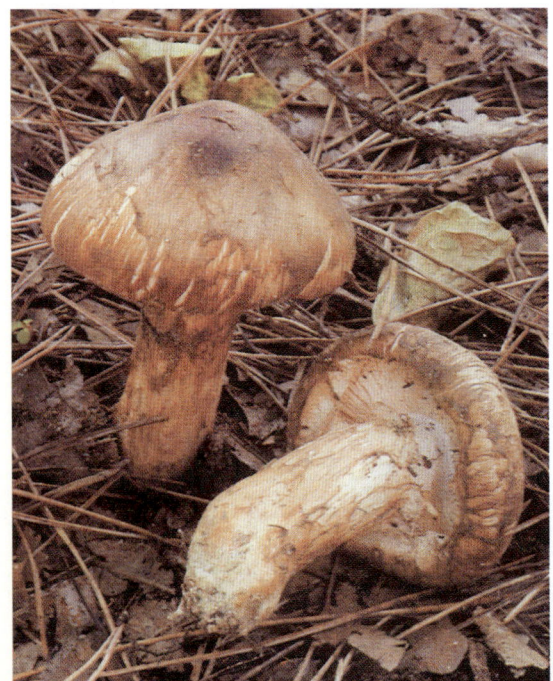

○ 느타리버섯
성질이 따뜻하여 몸을 덥혀 주고, 손발이 저린 데, 신허로 인한 요통에 씁니다.

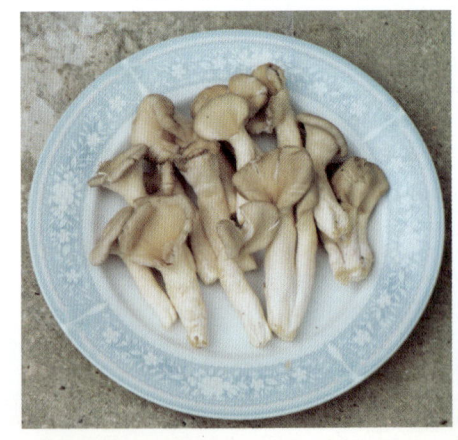

약차 재료 및 산야초의 종류와 효능

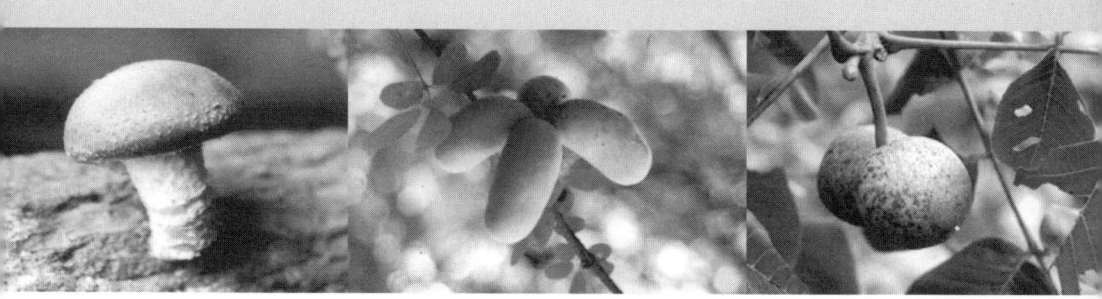

느릅나무 뿌리껍질 / 겨우살이 / 부처손·바위손 / 으름덩굴 / 짚신나물 / 오갈피나무 / 산죽 / 화살나무 / 어성초 / 삼백초 / 백화사설초 / 쑥 / 머위 / 돌나물 / 달래 / 냉이 / 취나물 / 민들레

느릅나무 뿌리껍질

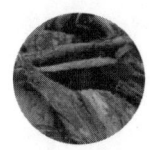

느릅나무는 키 30미터 지름 1미터 넘게까지 자라는 낙엽이 큰 키나무입니다. 그러나 키 5~10미터 정도로 자라는 중간키나무와 3~4미터쯤밖에 자라지 않는 난쟁이 느릅나무도 더러 있습니다.

우리나라 중부와 북부 지방의 산골짜기나 물가에서 흔히 자랍니다. 이른봄이나 가을에 뿌리껍질을 벗겨서 약으로 씁니다. 느릅나무를 한자로는 유(楡)라고 하고 껍질은 유피(楡皮), 또는 유백피(楡白皮), 뿌리껍질은 유근피(楡根皮)라고 합니다. 느릅나무 열매는 옛날 엽전 비슷하게 생겼는데 옛사람들은 유전(楡錢), 또는 유협전(楡莢錢)이라 불렀습니다. 열매를 따서 꽃잎과 섞어서 풀처럼 만들어 두면 발효되어 훌륭한 음식이 됩니다. 이를 느릅나무장이라고 하는데 향기가 좋아 옛사람들은 회를 먹을 때 양념으로 흔히 먹었습니다. 느릅나무 열매는 회충, 촌충, 요충 같은 뱃속의 기생충을 죽이는 효과가 있습니다.

느릅나무 껍질을 물에 담가 두면 끈끈한 진이 많이 나옵니다. 씨에도 마찬가지로 끈적끈적한 점액질이 들어 있습니다. 이 끈끈한 점액질 성분이 갖가지 종기와 종창을 치료하는 약입니다.

예로부터 느릅나무 뿌리껍질은 종창이나 종기를 고치는 약으로 이름 높았습니다. 상처나 종기로 곪았을 때 느릅나무 뿌리껍질을 짓찧어 붙이면 신기하다 할 만큼 잘 낫습니다.

느릅나무 껍질에 들어 있는 성분은 플라보노이드, 사포닌, 탄닌질, 그리고 많은 양의 점액질입니다. 씨에는 쓴맛 나는 물질이 더 들어 있습니다. 뿌리껍질은 작은창자와 방광근육의 운동을 강화하여 대변과 소변을 잘 나가게 하고 강한 염증 없애기 작용, 그리고 약한 기침멎이 작용이 있습니다.

『동의보감』에는 느릅나무 뿌리껍질의 약성에 대해 이렇게 적혀 있습니다.

"성질은 평하고 맛이 달고 독이 없다. 잘 나가게 하는 작용이 있기 때문에 대소변이 통하지 못하는 병에 주로 쓰인다. 오줌을 잘 나가게 하고 장위의 사열(腸胃邪熱)을 없애며 부은 것을 가라앉히고 5림을 풀리게 하며 불면증, 후합증을 낫게 한다."

『동의학사전』에도 『동의보감』과 비슷한 내용이 적혀 있습니다.

"맛이 달고 성질은 평하다. 비경, 위경, 폐경, 대장경에 작용한다. 오줌을 잘 누게 하고 부은 것을 내리며 대변을 통하게 하고 위장의 열을 없앤다. 붓는 데, 소변 불리, 변비, 기침, 옹종, 단독, 젖앓이 등에 쓴다. 하루 12~30그램을 달임약, 가루약 형태로 먹는다. 외용약으로 쓸 때는 달인 물로 씻거나 가루내어 바른다."

겨우살이

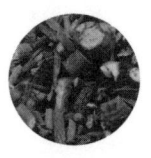 겨우살이는 참나무, 오리나무, 팽나무, 버드나무, 밤나무의 가지에 기생하는 기생목입니다. 추운 겨울에도 잎이 떨어지지 않고 높은 나무 위에서 고고한 자태를 자랑하고 있어서 동서양을 가리지 않고 신성한 식물로 여겨 왔습니다. 겨우살이는 전세계에 30속 1,500종이 살고 있는데 대개 열대지방에 많습니다. 우리나라에는 꼬리겨우살이, 겨우살이, 그리고 동백나무겨우살이의 세 종류가 자라고 있는데, 꼬리겨우살이는 강원도나 경상북도에서 드물게 볼 수 있고 겨우살이는 우리나라 어디서든 흔히 볼 수 있으며 동백나무겨우살이는 제주도를 비롯한 남해안의 동백나무숲에서 드물게 볼 수 있습니다. 어느 것이나 다 약으로 쓰는데 대개 참나무에 기생하는 겨우살이를 많이 씁니다.

겨우살이

　겨우살이는 항암효과가 뚜렷한 것으로 입증된 대표적인 식물입니다. 우리나라에서보다는 독일, 스위스 같은 유럽에서 가장 항암활성이 높은 자연약재로 활용하고 있습니다. 스위스의 자연요법 의사 알프레드 포겔 박사는 겨우살이와 머위를 항암작용이 가장 강한 식물로 꼽았습니다. 포겔 박사는 『포겔 박사에게 물어보세요』라는 책에서 겨우살이가 고혈압, 관절염 등의 훌륭한 치료제가 된다고 설명한 다음 악성 종양환자는 꼭 겨우살이를 복용해야 한다고 썼습니다. 그 중 한 부분을 인용합니다.

　"특이한 기생식물인 겨우살이는 어떤 나무에 붙어서 살기를 좋아하는데, 통상 비스쿰 알붐으로 알려져 있다. 세포의 신진대사를 촉진하는 효과 때문에 암치료에 좋은 것으로 증명되었다. 암이나 관절염 환자에게 매우 잘 들으므로 이 두 가지 병에 다 좋다. 겨우살이는 물약이나 주사로 환자한테 쓸 수 있다."

　겨우살이는 신장을 보하고 혈을 보하는 좋은 약재입니다. 약성이 차지도 덥지도 않으며 독이 없으므로 어떤 사람이라도 쓸 수 있습니다. 이외에 골절을 치료하고 마음을 안정시키며 혈압과 혈당치를 낮추고 태를 안정시키는 등 다양한 약리효과를 지니고 있습니다.

　『동의보감』에는 겨우살이에 대해 설명한 부분이 있습니다. 상기생(桑寄生)이라고 적혔으나 우리나라에서는 뽕나무에 기생하는 겨우살이는 거의 찾아보기 어렵고 대개 참나무에 기생한 것을 씁니다. 참나무에 기생한 것을 곡기생이라 부르기도 합니다.

　"성질이 평하고 맛은 쓰고 달며 독이 없다. 힘줄, 뼈, 혈맥, 피부를 충실하게 하며 수염과 눈썹을 자라게 한다. 요통, 옹종과 쇠붙이에 다친 것을 낫게 한다. 임신 중에 하혈하는 것을 멎게 하며 안태시키고 몸푼 뒤에 있는 병과 붕루를 낫게 한다."

겨우살이는 출혈을 멎게 하고 모세혈관을 튼튼하게 하며 동맥 경화를 예방하고 혈압을 낮추는 작용이 있습니다. 민간에서 관절염과 태동 불안, 고혈압으로 인한 두통 등에 겨우살이를 달여 먹어 효과를 본 사람이 많습니다.

고혈압에는 한 번에 30~60그램씩 많은 양을 달여 먹기도 하고 줄기를 진하게 달여 고약을 만들어 피부종양이나 유방암 등에 바르기도 합니다. 겨우살이 열매를 진하게 달여 고약을 만들어도 같은 효과가 있습니다.

『동의학사전』에는 겨우살이의 약성에 대해 이렇게 적혀 있습니다.

"맛은 쓰고 성질은 평하다. 간경, 신경에 작용한다. 풍습을 없애고 간신을 보하며 힘줄과 뼈를 튼튼하게 하고 태아를 안정시키며 젖이 잘 나게 한다. 약리실험에서 자궁 수축 작용, 혈압 낮춤 작용, 피멎이 작용 등이 밝혀졌다. 허리 아픔, 관절염, 태동 불안, 젖이 나지 않는 데, 고혈압, 해산 후 자궁의 이완성 출혈 등에 쓴다. 하루 9~15그램을 달임약, 알약, 가루약 형태로 먹는다."

부처손·바위손

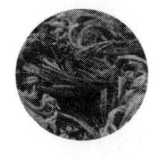부처손은 늘푸른여러해살이풀로 우리나라 각지의 산 속 바위에 붙어 자랍니다. 줄기는 빽빽하게 모여 났고 높이는 15~25센티미터이며 비늘조각으로 된 잎이 빽빽하게 붙습니다. 비가 와서 물기가 있으면 새파랗게 살아나고 가물면 말라 오그라들어 죽은 것처럼 보입니다. 생명력이 매우 끈질긴 식물이지요. 만년초, 또는 장생불사초, 만년송, 회양초(回陽草) 등으로 부르고, 한자로는 잎이 붙은 모양이 주먹을 쥔 것과 같고 잎은 잣나무 같다고 하여 권백(卷柏)이라 부릅니다. 중국에서는 석상백(石上栢), 또는 지측백(地側栢)이라고 합니다. 부처손과 비슷한 것으로 바위손이 있는데, 언뜻 보기에 서로 구별할 수 없을 만큼 닮았고 똑같이 약으로 씁니다.

부처손은 정신을 안정시키고, 피를 멎게 하며, 혈액순환을 좋

게 하는 약입니다. 독이 없고 오래 먹으면 장수한다고 합니다. 여성들의 자궁출혈이나 장출혈, 치질, 탈항, 피오줌 등에 효과가 있고, 몸을 따뜻하게 하는 데 효과가 있어 여성이 냉병으로 임신을 하지 못하는 데에도 효과가 좋습니다.

『동의보감』에 적힌 부처손의 약성은 다음과 같습니다.

"성질은 따뜻하고 평하다(약간 차다고도 한다). 맛이 맵고 달며 독이 없다. 여자의 음부 속이 차거나 달면서 아픈 것, 월경이 없으면서 임신하지 못하는 것, 월경이 통하지 않는 것 등을 치료한다. 여러 가지 헛것에 들린 것을 없애며 마음을 진정시키고 헛것에 들려 우는 것과 탈항증(脫肛症)과 위벽증을 치료하고 신(水藏)을 덥게 한다. 생것으로 쓰면 어혈을 헤치고 볶아서 쓰면 피를 멎게 한다."

『동의학사전』에는 다음과 같이 적혀 있습니다.

"맛은 맵고 달며 성질은 평하다. 간경, 신경에 작용한다. 어혈을 없애고 피나는 것을 멈춘다. 달거리가 없는 데, 징가, 타박상, 배아픔, 숨이 찬 데, 피를 게우는 데, 빈혈, 뇨혈, 탈홍 등에 쓴다. 피멎이 약으로는 거멓게 태워서 쓴다. 하루 2~9그램을 달임약, 약술, 가루약 형태로 먹는다. 외용약으로 쓸 때는 짓찧어 붙이거나 가루내어 뿌린다."

으름덩굴

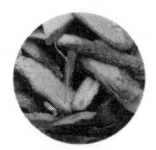 으름덩굴은 덩굴로 뻗어 가는 나무입니다. 타원꼴의 쪽잎이 손바닥 모양으로 붙습니다. 열매는 바나나를 닮았는데 으름, 또는 한국바나나라고 부릅니다. 우리나라 중부 이남의 낮은 산과 산기슭, 숲에서 흔히 자랍니다. 줄기를 목통(木通)이라고 하고 열매를 팔월찰(八月札), 씨를 예지자(預知子)라고 부릅니다.

으름덩굴은 소변을 잘 나가게 하고 열을 내리고 독을 풀어 주는 약입니다. 또 갖가지 균을 죽이는 작용도 있습니다.

『동의학사전』에는 으름덩굴에 대해 이렇게 적혀 있습니다.

"맛은 맵고 달며 성질은 평하다(약간 차다고도 한다). 심포경, 소장경, 방광경에 작용한다. 열을 내리고 오줌을 잘 누게 하며 달거리를 통하게 하고 젖이 잘 나게 한다. 약리실험에서 이뇨작용, 강심작용, 혈압 높임 작용, 염증 없애기 작용, 위액분비 억제 작용 등이 밝혀졌다. 여러 가지 원인으로 붓는 데, 오줌누기 장애, 임증, 젖 부족, 달거리가 없는 데, 열이 나면서 가슴이 답답한 데, 부스럼 등에 쓴다. 하루 4~12그램을 달임약, 가루약, 알약 형태로 먹는다."

짚신나물

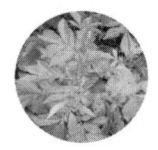 짚신나물은 장미과에 딸린 여러해살이풀입니다. 용아초, 낭아초, 선학초라 부르기도 합니다. 키는 60~150센티미터쯤 자라고 줄기와 잎에 흰털이 나 있으며 버들잎 모양의 쪽잎이 어긋나게 납니다. 가지 끝에 노란색의 작은 꽃이 모여서 핍니다.

짚신나물은 옛부터 종창과 악창을 다스리는 약으로 썼습니다. 민간에서는 이 풀을 나물로 먹으면 여름철에 배탈을 앓지 않는다는 말이 전해지고 있습니다.

짚신나물은 장염, 요도염, 같은 갖가지 염증 질환의 치료와 지혈제, 강장제로 씁니다. 잎은 심장의 활동을 강화시키는 작용이 있고, 또 잎과 줄기를 달인 물은 류머티스나 습진, 설사에 효과가 있습니다.

짚신나물에 대해서 『동의학사전』에는 이렇게 적혀 있습니다.
"맛은 쓰고 떫으며 성질은 평하다. 폐경, 간경, 비경에 작용한다. 피나는 것과 설사를 멈추고 독을 풀며 헌데를 잘 아물게 하고 벌레를 죽인다. 약리실험에서 짚신나물을 달인 물이 피멎이 작용(비타민 K, 탄닌, 아그리모놀), 항암작용, 염증 없애기 작용, 설사멎이 작용을 나타내고 알코올 추출물과 아그리모놀리드 성분은 강심작용과 혈압 높임 작용을 나타낸다는 것이 밝혀졌다. 아그리모놀은 촌충과 트리코모나스도 죽인다. 코피, 각혈, 피 게우기, 피오줌, 자궁 출혈, 설사, 이질, 학질, 위암, 식도암, 대장암, 간암, 자궁암, 방광암, 트리코모나스성 질염, 부스럼 등에 쓴다. 하루 9~15그램, 신선한 것은 15~30그램을 달임약, 가루약 형태로 먹거나 생즙을 짜서 먹는다. 외용약으로 쓸 때는 짓찧어 붙인다."

오갈피나무

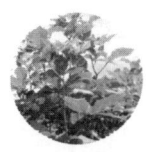오갈피나무는 높이 2~3미터쯤 자라는 떨기나무입니다. 잎모양이 인삼을 쏙 빼닮았고 줄기나 가지에 큰 가시가 드물게 붙어 있습니다. 우리나라에는 오갈피나무가 여러 종류 자라고 있는데 그 가운데서 중부와 북부 지방의 높은 산골짜기에서 자라는 가시오갈피가 항종양작용을 비롯 약성이 가장 높은 것으로 밝혀졌습니다.

오갈피나무는 정신적 육체적 피로를 풀어 주고 근육과 뼈를 튼튼하게 하며 질병에 대한 저항력을 높여 주고, 마비된 것을 풀어 주는 보약으로 이름 높습니다. 특히 생체의 기능 평형을 조절하여, 몹시 춥거나 덥거나 산소가 희박하거나 깊은 바다 속 같은 곳에서 오래 견딜 수 있는 적응력을 높이는 작용이 뛰어납니다.

가시오갈피는 신경쇠약, 당뇨병, 동맥경화, 류머티스 관절염,

몸이 허약할 때 등에 매우 훌륭한 보약입니다.

『동의보감』에는 오갈피에 대해 이렇게 적혀 있습니다.

"성질이 따뜻하며(약간 차다고도 한다) 맛은 맵고 쓰며 독이 없다. 5로 7상을 보하며 기운을 돕고 정수를 보충한다. 힘줄과 뼈를 든든히 하고 의지를 굳세게 하며 남자의 음위증과 여자의 음부 가려움증을 낫게 한다. 허리와 등골뼈가 아픈 것, 두다리가 아프고 저린 것, 뼈마디가 조여드는 것, 다리에 힘이 없어 늘어진 것 등을 낫게 한다. 어린애가 세 살이 되어도 걸어다니지 못할 때 먹이면 걸어다닐 수 있게 된다. 위로 5거성(五車星)의 정기를 받아서 자라기 때문에 잎이 다섯 갈래인 것이 좋다. 오래 살게 하며 늙지 않게 하는 좋은 약이다."

『동의학사전』에는 오갈피에 대해 이렇게 적혀 있습니다.

"맛은 맵고 쓰며 성질은 따뜻하다. 간경, 신경에 작용한다. 풍습을 없애고 기를 도우며 정수를 불려 준다. 또한 힘줄과 뼈를 튼튼하게 한다. 약리실험에서 중추신경계 흥분작용, 방사선 피해막이 작용, 유기체의 비특이적 저항성을 높이는 작용, 강심작용, 강장작용 등이 밝혀졌다. 간, 신이 허하여 힘줄과 뼈가 연약하고 다리를 잘 쓰지 못하는 데, 풍습으로 허리와 무릎이 아픈 데, 팔다리가 가드라지는 데, 각기, 음위증, 음부 가려움증, 어린애들의 걸음걸이가 늦어지는 데 쓴다. 또한 방사선병 예방치료에도 쓰고 신경통, 관절염, 류머티스성 관절염 등에도 쓴다. 하루 6~9그램을 달임약, 가루약, 알약, 약술 형태로 먹는다."

『동의학사전』에 가시오갈피에 대해서 이렇게 적혀 있습니다.

"맛이 맵고 쓰며 성질은 따뜻하다. 간경, 신경에 작용한다. 기를 보하고 정을 불려 주며 간신을 보한다. 약리실험에서 중추신경 흥분작용, 피로회복 촉진작용, 면역부활 작용, 방사선 막이 작용, 혈당량 낮춤 작용, 백혈구 늘림 작용, 강장작용, 염증 없애기 작용, 기침 멎이 작용, 가래 삭임 작용 등이 밝혀졌다. 몸이 약하고 기운이 없는 데, 피로, 당뇨병, 동맥경화증, 저혈압, 류머티스성 심근염, 관절염 및 류머티스성 관절염, 신경통 등에 쓴다. 하루 5~15그램을 달임약으로 쓴다."

산죽

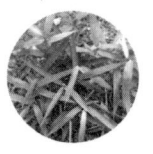산죽은 조릿대, 시누대, 얼룩조릿대 등 산에서 자라는 키 작은 야생 대나무를 말합니다. 대개 키는 1~2미터쯤 자라고 잎은 긴 타원꼴입니다. 옛날에는 줄기를 베어서 조리나 바구니, 삼태기 같은 것을 만드는 데 흔히 썼습니다. 우리나라 남부, 중부의 산에서 흔히 자랍니다.

산죽의 잎은 항암작용, 기침멎이 작용, 살균작용, 항궤양 작용이 뚜렷합니다. 특히 산죽은 정상 세포에는 영향을 주지 않으면서 암세포를 억제하는 효과가 있습니다.

『동의학사전』에는 산죽에 대해 이렇게 적혀 있습니다.

"산죽에는 항암 성분이 많으며 여러 가지 질병에 대한 치료효과도 좋다. 맛은 달고 성질은 차다. 열을 내리고 오줌을 잘 누게 하고 폐기를 통하게 하고 피나는 것을 멈춘다. 항암작용, 항궤양

작용, 염증 없애기 작용, 진정작용, 진통작용, 위산도를 높이는 작용, 동맥경화 예방 작용, 혈압 낮춤 작용, 혈당량 낮춤 작용, 독풀이 작용, 강장작용, 억균작용 등이 실험결과 밝혀졌다. 열이 나는 데, 폐옹, 붓는 데, 오줌누기 장애, 여러 가지 원인으로 피가 나는 데, 눈병, 덴 데, 부스럼, 무좀 등에 쓴다. 또한 악성 종양, 위 및 십이지장 궤양, 만성 위염, 고혈압, 동맥경화증, 당뇨병, 편도염, 감기, 간염, 폐염, 천식 등에도 쓴다. 하루 8~10그램을 달임약으로 먹거나 마른 엑기스로 만들어 한 번에 1~3그램씩 하루 세 번 먹는다. 외용약으로 쓸 때는 엑기스를 만들어 바른다."

산죽은 항암작용 외에 고혈압, 위 십이지장궤양, 만성 간염, 당뇨병에도 뚜렷한 치료효과가 있다고 합니다. 북한에서의 임상 실험 예를 보면, 산죽을 달인 물이 고혈압 환자에게 80퍼센트 이상 치료효과가 있었고, 위 십이지장 궤양은 거의 100퍼센트가 효과를 보았으며, 만성 간염은 평균 88.9퍼센트, 증상이 심한 경우에는 50퍼센트의 효과가 있었다고 합니다.

화살나무

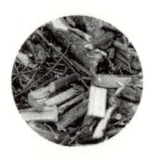 화살나무는 낙엽떨기나무로 줄기에 코르크질의 날개가 붙어 있어 그런 이름이 붙었습니다. 이른 봄철에 새순을 따서 나물로 무쳐 먹기 때문에 홋잎나물이라고도 부릅니다.

키는 1~3미터쯤 자라고 여름철에 연한 녹색의 꽃이 피며 가을철에 둥글납작한 열매가 갈색으로 익습니다. 줄기에 붙어 있는 날개의 생김새가 특이해서 귀전우(貴箭羽), 곧 귀신이 쏘는 화살, 또는 신전목(神箭木)이라고도 부릅니다. 화살나무와 닮은 것으로 참빗살나무, 회목나무, 회잎나무 등이 있는데 다같이 약으로 씁니다.

한방에서는 산후 피멎이약, 정신 불안, 여성의 자궁출혈, 대하, 어혈을 치료하는 약으로 쓰고 민간에서 열매로 고약을 만들어 피부병 치료약으로 썼습니다.

　화살나무는 원인을 알 수 없이 시름시름 아픈 병, 단전호흡을 잘못하여 기(氣)가 위로 치밀어올라 생긴 병, 귀신들린 병, 크게 놀라서 생긴 병을 낫게 하는 것으로 민간에 전해지고 있습니다. 또 혈액순환을 좋게 하고 어혈을 풀어 주며 염증을 없애 주고 정신을 안정시켜 주는 효과가 있는 것으로 알려졌습니다. 화살나무에 대한 『동의보감』의 기록은 다음과 같습니다.

　"성질은 차며 맛은 쓰고 독이 없다(독이 조금 있다고도 한다). 고독, 시주, 중악으로 배가 아픈 것을 낫게 한다. 사기나 헛것에 들린 것[邪殺鬼], 가위눌리는 것을 낫게 하며 뱃속에 있는 벌레를 죽인다. 월경을 잘 통하게 하고 징결을 헤치며 붕루, 대하, 산후 어혈로 아픈 것을 멎게 하며 풍독종(風毒腫)을 삭이고 유산시킨다. 민간에서는 태워서 좋지 못한 기운을 없앤다."

　화살나무는 당뇨병에 혈당량을 낮추고 인슐린 분비를 늘리는 작용이 있습니다. 당뇨병 환자가 화살나무 어린줄기 5~10그램을 물로 달여 하루 세 번씩 나누어 먹고 효과를 본 예가 더러 있습니다.

　『동의학사전』에 적힌 화살나무의 약성은 다음과 같습니다.

　"맛은 쓰고 성질은 차다. 간경에 작용한다. 혈을 잘 돌게 하고 어혈을 없애며 달거리를 통하게 하고 벌레를 죽인다. 약리실험에서 주요 성분인 싱아초산나트륨이 혈당량 낮춤 작용을 나타낸다는 것이 밝혀졌다. 주로 달거리가 없는 데, 징가, 산후 어혈로 배가 아픈 데, 기생충으로 배가 아픈 데 등에 쓴다. 하루 6~9그램을 달임약, 알약, 가루약 형태로 먹는다. 임산부에게는 쓰지 않는다."

어성초

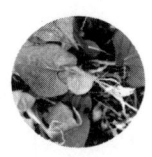 어성초는 우리나라 중부와 남부 지방의 낮은 산이나 들, 길 옆의 물기 많은 땅에 드물게 자라는 여러해살이풀입니다. 키는 15~30센티미터쯤 자라고 달걀꼴, 또는 심장꼴의 잎이 어긋나게 붙고 줄기 윗부분에 꽃대가 돋아나 작은 노란 꽃들이 모인 꽃이삭 밑에 4개의 흰 꽃이 열십자 모양으로 핍니다. 줄기와 잎에서 물고기 비린내가 난다고 하여 어성초(魚腥草)라는 이름이 생겼습니다. 우리나라에서는 약모밀이라고 부르고 즙채, 중약, 십약 등의 여러 이름이 있습니다.

어성초의 비린내 성분은 테카노일아세트히드와 라우린알데히드라는 성분인데 신선한 것에만 들어 있습니다.

어성초는 강한 오줌내기 작용과 강심작용이 있고 대장균, 티푸스균, 파라티푸스균, 적리균, 임균, 포도알균, 사상균에 대한 항균작용과 모세혈관을 강화하는 작용이 있습니다. 또 무좀균, 백선균에 대한 항균작용도 있는데 포도알균에 대한 항균작용은 항생제 설파민보다 강합니다.

어성초는 염증약, 이뇨 해독약으로 임질, 요도염, 방광염, 자궁염, 폐염, 기관지염, 복수, 무좀, 치루, 탈홍, 악창, 갖가지 암 등에 씁니다. 어성초는 암치료 처방에 보조약으로 흔히 씁니다.

어성초의 약성에 대해서는 『동의학사전』에 이렇게 적혀 있습니다.

"맛은 맵고 성질은 차다. 간경, 폐경에 작용한다. 열을 내리고 독을 풀며 오줌을 잘 누게 하고 부은 것을 내린다. 약리실험에서 강심 이뇨작용, 모세혈관 강화 작용, 억균작용 등이 밝혀졌다. 폐염, 폐농양, 임질, 요도염, 방광염, 자궁염, 젖앓이, 치루, 무좀, 헌데 등에 쓴다. 하루 9~15그램을 달임약으로 먹는다. 외용약으로 쓸 때는 즙을 내어 바른다. 차처럼 늘 마시면 동맥경화를 예방할 수 있다."

삼백초

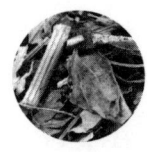 삼백초는 어성초를 닮은 여러해살이풀입니다. 잎에 흰 반점이 생기고, 꽃이 희고, 뿌리가 희다 하여 삼백초(三白草)라고 부릅니다. 우리나라에서는 제주도의 들이나 물가에 자랍니다.

삼백초는 일본에서 부종, 각기, 염증, 암 등에 쓰는 민간약입니다.

뱃속에 있는 덩어리를 풀고 가래를 삭이며 간장의 기능을 활성화하여 황달을 치료하며 갖가지 독을 풀고 말초의 혈액순환을 좋게 하는 작용이 있습니다. 이뇨작용이 뚜렷하고 근육과 뼈를 튼튼하게 하며 변비를 없애고 장을 깨끗하게 하는 효과도 있다고 합니다. 요즘은 비만증을 치료하는 약으로도 쓰고 있습니다.

백화사설초

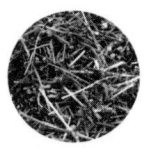백화사설초는 우리나라 남쪽 지방의 산골짜기나 들에 자라는 한해살이풀입니다. 꽃빛깔이 하얗고 잎모양이 뱀 혓바닥을 닮았다고 해서 백화사설초(白花蛇舌草)라고 부릅니다. 우리나라에서는 전라남도의 백운산에서 처음 발견되었다고 해서 백운풀이라고 부릅니다. 키는 10~30센티미터쯤 자라고 잎은 바늘모양이며 가는 줄기들이 한데 엉켜서 자랍니다.

 백화사설초는 열을 내리고 독을 풀며 염증을 삭이고 오줌을 잘 나가게 하며 피를 잘 돌게 하고 통증을 멎게 하는 작용이 있습니다.

쑥

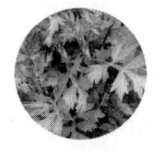

쑥은 흔하면서도 여러 가지 좋은 약효가 있는 식물입니다. 오랫동안 민간에서 잎과 뿌리를 갖가지 약으로 써 왔습니다. 옛 의학책을 보면 거의 모든 질병에 안 쓰는 데가 없다고 할 만큼 많이 썼습니다. 쑥은 몸을 따뜻하게 하고 출혈을 멎게 하며 염증을 없애고 통증을 없애며 기침을 멈추고 마음을 안정시키는 등 다양한 약리작용이 있습니다.

쑥은 항암효과도 있습니다. 일본의 민간에서도 쑥잎을 달여 먹어 여러 가지 암을 치료하고 있으며 우리나라에서도 쑥 등 기타 산야초를 이용하여 암을 비롯한 난치병 치료에 많이 활용하고 있습니다.

쑥에 대한 옛 문헌의 기록을 몇 가지 인용합니다.

"쑥은 백가지 병에 뜸을 뜬다. 달여 먹으면 피를 토하는 것, 설사, 음창, 자궁 출혈 등을 낫게 한다. 음기(陰氣)에 이롭고 기육(肌肉)을 나게 하며 풍한을 물리친다. 쑥을 달일 때 바람을 맞으면 좋지 않다. 날것을 짓찧어 마시면 상혈(傷血)을 그치고 회충을 죽인다."『명의별록』

"쑥은 코피, 항문 출혈, 피똥을 누는 것을 그치게 한다. 물로 달여 먹거나 알약이나 가루로 만들어 쓴다."『당본초』

"쑥은 자궁 출혈, 치질로 인한 출혈을 멎게 한다. 배아픔을 낫게 하고 태아를 안정시킨다. 식초와 함께 달여 옴이나 피부병을 치료하는 데 쓰면 좋다. 짓찧어 즙을 먹으면 뱃속의 모든 냉기와 찬기운을 물러가게 한다. 씨는 눈을 밝게 하고 갖가지 냉기를 다스린다."『약성본초』

"쑥은 대하증을 다스리고 곽란과 이질 뒤에 열이 나는 것을 멈춘다. 씨는 양기를 돕고 신장을 도우며 자궁을 따뜻하게 한다."『일화본초』

"마른 쑥 3그램을 1회 분량으로 하여 물 3홉을 넣고 반쯤 되게 달여서 마시면 배아픔에 특효가 있다. 또 이 즙을 계속 마시면 요통, 천식, 치질 출혈, 창독(瘡毒) 등에 효과가 있다. 하루 세 번 차 대신 마시면 좋다. 고혈압에는 생잎을 즙을 내어 한 잔씩 밥 먹기 전에 먹으면 특효가 있다. 쑥잎을 물에 푹 삶아서 찌꺼기를 건져 버리고 그 물을 다시 끓여 고약처럼 될 때까지 달인다. 이것을 조금씩 뜨거운 물에 풀어 마시면 만성 위장병에 특효가 있다."『약이 되는 식물』

"성질은 따뜻하고(뜨겁다고도 한다) 맛은 쓰며 독이 없다. 오래된 여러 가지 병과 부인의 붕루(崩漏)를 낫게 하고 안태(安胎)시키고 복통을 멎게 하며 적리(赤痢)와 백리(白痢)를 낫게 한다. 5장치루(五藏痔屢)로 피를 쏟는 것과 하부의 악창을 낫게 하며 살을 살아나게 하고 풍한을 없애고 임신하게 한다."『동의보감』

"맛은 쓰고 성질은 따뜻하다. 간경, 비경, 신경에 작용한다. 경맥을 잘 통하게 하고 풍한을 없애며 비위를 덥혀 주고 아픔을 멈춘다. 또한 피나는 것을 멈추고 태아를 안정시킨다. 약리실험에서 피응고 촉진 작용, 억균작용이 밝혀졌다. 비위가 허한하여 아픈 데, 한성이질, 여러 가지 출혈, 이슬, 월경 부조, 태동 불안, 불임증 등에 쓴다. 하루 3~9그램을 달임약, 알약, 가루약 형태로 먹는다. 열증에는 쓰지 않는다."『동의학사전』

머위

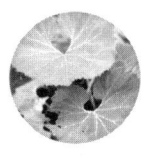
머위는 국화과에 딸린 여러해살이풀입니다. 산과 들의 물기 있는 곳에 저절로 나서 자라며 간혹 집에서 심어 가꾸기도 합니다. 이른 봄철에 뿌리줄기에서 꽃봉오리가 나와 연한 노란색의 꽃이 덩어리로 핍니다. 꽃이 진 다음에 뿌리에서 널찍한 콩팥모양의 둥근 잎이 돋아납니다. 잎꼭지의 길이가 40~70센티미터, 잎은 지름이 10~20센티미터쯤 됩니다. 잎줄기를 뜨거운 물로 우려서 껍질을 벗겨 들깨즙과 무쳐서 나물로 흔히 먹습니다. 또 잎을 삶아 물에 불려 쓴맛을 빼고 양념으로 먹기도 합니다.

　머위는 단백질, 지방, 당질, 섬유질, 회분, 칼슘, 철, 인이 고루 들어 있는 훌륭한 영양채소입니다. 특히 칼슘이 100그램당 718밀리그램이나 들어 있고 비타민 A와 C도 풍부합니다.

머위와 닮은 것으로 제주도를 비롯한 남부 지방의 물기 많은 땅에 자라는 털머위(Farfugiun japonicun)가 있습니다. 이것 역시 머위와 비슷한 약효가 있습니다.

이밖에 머위와 닮은 것으로 우리나라에는 자라지 않고 중국이나 몽고에 많이 자라는 관동(款冬)이라는 것이 있습니다. 이른 봄에 꽃이 피므로 관동이라 부르는데 기침에 특효가 있으며 암을 치료하는 데에도 씁니다. 우리나라에서는 몇 군데에서 심어 가꾸고 있으며, 머위를 관동이라 부르기도 합니다.

관동에 대해서는 『동의보감』에 이렇게 적혀 있습니다.

"성질은 따뜻하고 맛은 맵고 달며 독이 없다. 폐를 눅여 주고 담을 삭이며 기침을 멎게 하고 폐위와 폐옹(肺癰)으로 피고름을 뱉는 것을 낫게 하며 번열을 없애고 허로를 보한다. 기침을 낫게 하는 데 가장 중요한 약이다. 『신농본초경』에 우리나라에서 난다 하였는데 지금은 없다."

『동의학사전』에는 약효를 이렇게 적었습니다.

"관동화는 귀중한 약으로 기침에 특효가 있고 암을 치료하는 데도 쓴다. 이른봄 꽃봉오리를 따서 그늘에 말린다. 맛은 맵고 달며 성질은 따뜻하다. 폐경에 작용한다. 폐를 보하고 담을 삭이며 기침을 멈춘다. 기침 멎이 작용, 가래 삭임 작용, 기관지 이완 작용(적은 양에서) 등이 실험에서 밝혀졌다. 폐허로 기침이 나는 데, 가래가 나오면서 기침이 나는 데 쓴다. 기관지염, 천식, 기관지 확장증, 폐농양, 후두염 등에도 쓴다. 하루 10~15그램을 달여 먹는다. 관동잎도 기침약으로 쓴다."

돌나물

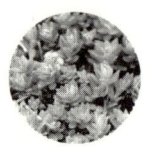 돌나물은 경천과에 딸린 여러해살이풀로 봄철에 흔히 물김치를 담가 먹기도 하는 나물입니다. 다육식물로 잎이나 줄기가 채송화를 닮았고 5~6월에 노란 꽃이 핍니다. 물기가 있는 땅에나 햇볕이 잘 드는 돌 위에 흔히 자랍니다.

돌나물은 간염이나 황달, 간경변증 같은 간질환에 매우 좋은 효과를 가진 것으로 알려져 있습니다. 봄부터 가을 사이에 채취하여 생즙을 내어 먹을 수도 있고, 물김치를 담가 먹을 수도 있으며 나물로 무쳐 먹을 수도 있습니다. 말려서 달여 먹기도 합니다. 종기나 종양을 치료하는 데 민간에서 흔히 씁니다.

『동의학사전』에는 돌나물이 전염성 간염에 효과가 좋다고 적혀 있습니다.

돌나물

"맛은 달고 심심하며 성질은 서늘하다. 열을 내리고 독을 풀며 부은 것을 내린다. 목 안이 붓고 아픈 데, 열림, 옹종, 덴 데, 뱀에 물린 데 등에 쓴다. 전염성 간염에도 쓴다(전염성 간염 환자에게 쓰면 임상 증상이 좋아지고 GPT가 정상으로 회복된다). 하루 15~30그램을 달임약으로 쓰거나 신선한 것 60그램을 짓찧어 즙을 내어 먹는다. 외용약으로 쓸 때는 짓찧어 붙이거나 즙을 내어 먹는다."

돌나물은 성질이 차기 때문에 몸에 열이 많은 체질인 소양인들한테 좋고, 소음이나 태음 체질에는 이롭지 않습니다. 소음인이나 태음인이 쓸 때에는 성질이 더운 식품이나 약재와 같이 쓰는 것이 좋습니다. 청석 위에서 자란 돌나물이 약성이 가장 높다고 합니다.

달래

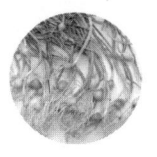 달래는 봄철에 입맛을 돋워 주는 들나물로 된장찌개에 넣거나 초장에 무쳐서 먹으면 별미가 있습니다. 옛날부터 정신을 안정시키고 잠이 잘 오게 하며 정력을 좋게 하는 식품으로 이름이 있습니다. 또 가래를 삭이고 염증을 삭이며 소화가 잘되게 하는 효능이 있습니다. 달래는 마늘이나 파, 양파와 성질이 비슷합니다. 『본초습유』라는 책에 달래는 뱃속의 덩어리를 낫게 한다고 적혀 있고 일본 사람이 펴낸 『약용식물사전』에는 장염, 위암, 불면증과 빈혈에 달여 먹으면 효과가 좋다고 적혀 있습니다.

『동의보감』에는 달래를 소산(小蒜)이라 하여 이렇게 썼습니다.

"성질이 따뜻하고(뜨겁다고도 한다) 맛이 맵다. 비와 신으로 들어간다. 속을 덥히며 음식이 소화되게 하고 곽란으로 토하고 설사하는 것을 멎게 하고 고독을 치료한다. 뱀이나 벌레한테 물린 데도 짓찧어 붙인다."

냉이

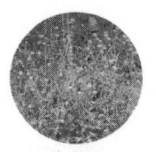
냉이는 들이나 길가, 개울가, 밭에서 흔히 자라는 한해살이풀입니다. 봄이나 가을철에 뿌리째 캐서 나물로 무쳐 먹기도 하고 쌀과 함께 죽을 끓여 먹기도 하며 김치를 담그기도 합니다. 냉이는 단백질, 당질, 섬유질, 회분, 칼슘, 인, 비타민 A, B_1, B_2, C 등이 고루 들어 있는 훌륭한 영양식품인 동시에 간장을 이롭게 하고 눈을 밝게 하며 혈압을 낮추게 하는 훌륭한 약초입니다.

냉이에 쌀을 넣고 끓인 죽은 몸이 쇠약한 사람, 노인, 부종, 만성 신장염, 각혈, 피오줌, 빈혈, 눈이 잘 보이지 않는 데 등에 아주 좋은 약죽입니다. 아침저녁으로 먹으면 여러 가지 만성병 환자들의 체력을 돋우는 데 매우 좋습니다.

냉이를 한자로 제채(薺菜)라고 하는데『동의보감』에는 그 약효를 이렇게 기록했습니다.

"성질이 따뜻하고 맛이 달며 독이 없다. 간기를 잘 통하게 하고 속을 편하게 하며 5장을 편안하게 한다. 냉이로 죽을 쑤어 먹으면 그 기운이 피를 간으로 이끌어 가기 때문에 눈이 밝아진다. 냉이씨를 오래 먹으면 모든 것이 선명하게 보인다."

『동의학사전』에 적힌 냉이의 약효는 다음과 같습니다.

"맛은 달고 성질은 평하다. 간경, 심경, 폐경에 작용한다. 피나는 것을 멈추고 비를 든든하게 하며 오줌을 잘 누게 하고 눈을 밝게 한다. 자궁 수축 작용, 피멎이 작용, 심장 혈관 확장 작용, 혈압 낮춤 작용 등이 실험에서 밝혀졌다. 자궁 출혈, 많은 달거리, 변혈, 피를 게우는 데 등 출혈성 질병과 이질, 임증, 붓는 데, 눈이 벌개지면서 붓고 아픈 데 등에 쓴다. 하루 10~15그램, 신선한 것은 30~60그램을 달임약, 알약, 가루약 형태로 먹는다."

취나물(참취)

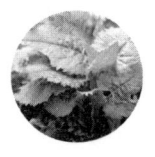취나물이라면 대개 참취를 말합니다. 키 1미터에서 1.5미터쯤 자라는 여러해살이풀로 우리나라 산과 들 어디서나 흔히 자랍니다. 늦은봄부터 초여름까지 어린순을 채취하여 나물로 먹습니다. 날로 쌈을 싸서 먹으면 독특한 향과 맛이 있고, 살짝 데쳐서 나물로 무쳐도 맛이 좋습니다. 취나물 중에서 제일 맛있는 것이라 하여 참취라 부르며 요즘에는 재배도 합니다.

참취는 만성 간염이나 전염성 간염을 비롯 갖가지 간질환과 기침, 가래를 치료하는 약초입니다. 진통작용도 있어서 두통, 요통, 근육통 등에 참취나물을 먹거나 참취 뿌리를 날것으로 찧어 붙이면 통증이 완화됩니다.

『동의학사전』에는 참취의 약성에 대해 이렇게 적혀 있습니다.

"말린 것에 플라보노이드, 사포닌, 알칼로이드가 들어 있다. 약리실험에서 뚜렷한 담즙분비 작용, 진통작용을 나타낸다. 민간에서 황달, 간염, 기침, 소화장애, 타박상, 뱀에게 물린 것 등에 쓴다. 어린잎을 산나물로 먹는다."

민들레

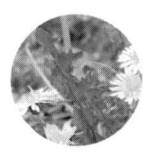민들레는 풀밭이나 논둑, 길 옆, 마당 귀퉁이 등 흙이 있는 곳이면 어느 곳에나 뿌리를 내리는 생명력이 억척스럽게 질긴 식물입니다. 이 민들레를 잎이 달린 채 뿌리를 캐내어 말려서 약으로 쓰며, 녹즙재료나 나물채소로도 활용합니다.

민들레는 여성의 유종(乳腫)이나 유방암에 좋은 효과가 있습니다. 또 갖가지 화농성 질환에 고름을 없애는 힘도 매우 강한 약초입니다. 민들레는 맛이 쓰고 달며, 성질은 차갑습니다. 간, 위에 들어갑니다. 해열, 이뇨, 소염, 건위, 최유(催乳), 해독, 청혈 작용이 있습니다. 여성의 유방에 종기멍울이 생겨 염증이 된 것과 젖에 종기가 나서 쑤시고 아픈 것을 낫게 합니다. 또 종기를 낫게 하고 열로 인한 독을 풀어 주며, 땀을 잘 나게 하고 변비

를 치료합니다. 흰머리를 검게 하고 뼈와 근육을 튼튼하게 하고 눈병을 낫게 하며 뱀이나 독벌레에 물렸을 때에도 효과가 있습니다. 각기, 수종, 천식, 기관지염, 임파선염, 늑막염, 위염, 간염, 담낭염에도 효력이 있습니다. 식도가 좁아 음식을 먹지 못하는 것, 요로 감염, 결핵, 소화불량을 고치고 체기를 흩으며 여성의 자궁병을 치료하고 젖을 잘 나오게 합니다.

민간에서도 민들레는 종기, 식중독, 위궤양에 효과가 있다고 해서 널리 먹었고, 서양에서도 피를 맑게 한다고 하여 종기나 위장병을 고치는 데 흔히 썼습니다. 생잎을 씹어 먹으면 만성 위장병에 좋고 건강에도 좋다고 합니다.

민들레의 꽃줄기나 잎을 꺾으면 끈끈하고 쓴내 나는 우윳빛 즙이 나옵니다. 이것을 유액(乳液)이라고 하지요. 이 유액은 식물이 상처를 입었을 때 상처를 보호하고 치료하기 위해 내는 물질입니다. 유액이 나오는 식물은 민들레뿐만 아니라 고구마, 무화과, 상추, 애기똥풀, 고들빼기, 양귀비 같은 것들이 있지요.

민들레는 이 흰빛 유액 때문에 여성의 젖을 잘 나오게 하는 데에도 씁니다. 동양의학에는 상사이론(相似理論)이라는 것이 있는데 이것은 이를테면 동물의 간을 먹으면 간장에 좋다는 식의 이론입니다.

쇠무릎처럼 관절마디가 뚜렷한 식물은 관절염 같은 관절의 병에 좋고 산딸기, 참깨, 호박씨 같은 것은 사람의 씨앗, 곧 신장이나 출산 기능에 좋다는 것으로, 현대 서양의학의 새 분야인 분자교정의학(分子矯正醫學)에서 치료에 활용하여 그 효과를 입증

하고 있습니다. 민들레, 상추, 고들빼기 등 흰 유액이 나오는 풀은 대개 젖을 잘 나오게 하는 효능이 있습니다.

민들레 잎에는 간의 지방 변성을 억제하는 이눌린이라는 성분이 들어 있어서 황달치료에 효과가 높습니다. 가을철에 뿌리째 캐서 흙을 씻어내고 달여서 하루 3~4번 먹거나 생즙을 내어 먹으면 웬만한 황달은 낫습니다. 황달뿐 아니라 위염이나 위궤양 같은 것도 잘 낫습니다. 민들레는 세계 각처에 200~400가지 정도가 있는데 우리나라에는 흰민들레, 민들레, 산민들레, 좀민들레, 키다리민들레, 서양 민들레의 6가지가 자랍니다.

그런데 보통 도시 근교나 길 옆, 잔디밭 같은 데서 흔히 볼 수 있는 것은 애석하게도 서양 민들레입니다. 이것은 유럽에서 들어온 것으로 토종 민들레보다 번식력과 적응력이 강하여 토종을 쫓아내면서 맹렬하게 퍼져 나가고 있습니다. 토종 민들레는 서양 민들레에 밀려 지금은 인적이 드문 산 속에서나 볼 수 있게 되었습니다.

서양 민들레와 토종 민들레는 그 생김새와 성질이 조금 다릅니다. 토종 민들레들은 꽃이 4~5월에 피지만 서양 민들레는 3월부터 11월까지 계속 피고 잎의 생김새도 토종은 점잖고 의젓하지만 서양종은 톱니가 깊게 갈라져서 조잡하게 보입니다.

그러나 가장 뚜렷한 차이점은 꽃받침에 있습니다. 꽃받침에 붙어 있는 총포엽이 토종은 곧게 서고 서양종은 뒤로 젖혀져 있습니다.

민들레 역시 대부분의 다른 약재들과 마찬가지로 우리나라에서 난 토종 민들레가 약효가 높습니다. 중국 의학책에도 조선에서 난 흰 꽃 피는 민들레가 약성이 으뜸이라고 적혀 있습니다.

특별부록

관절염환자 건강 회복 사례

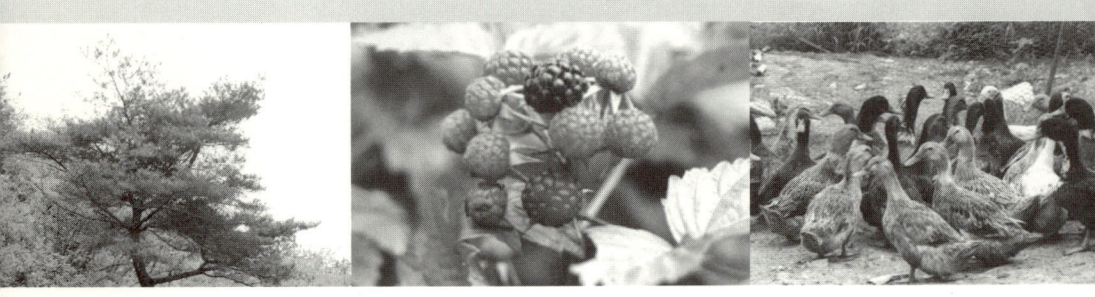

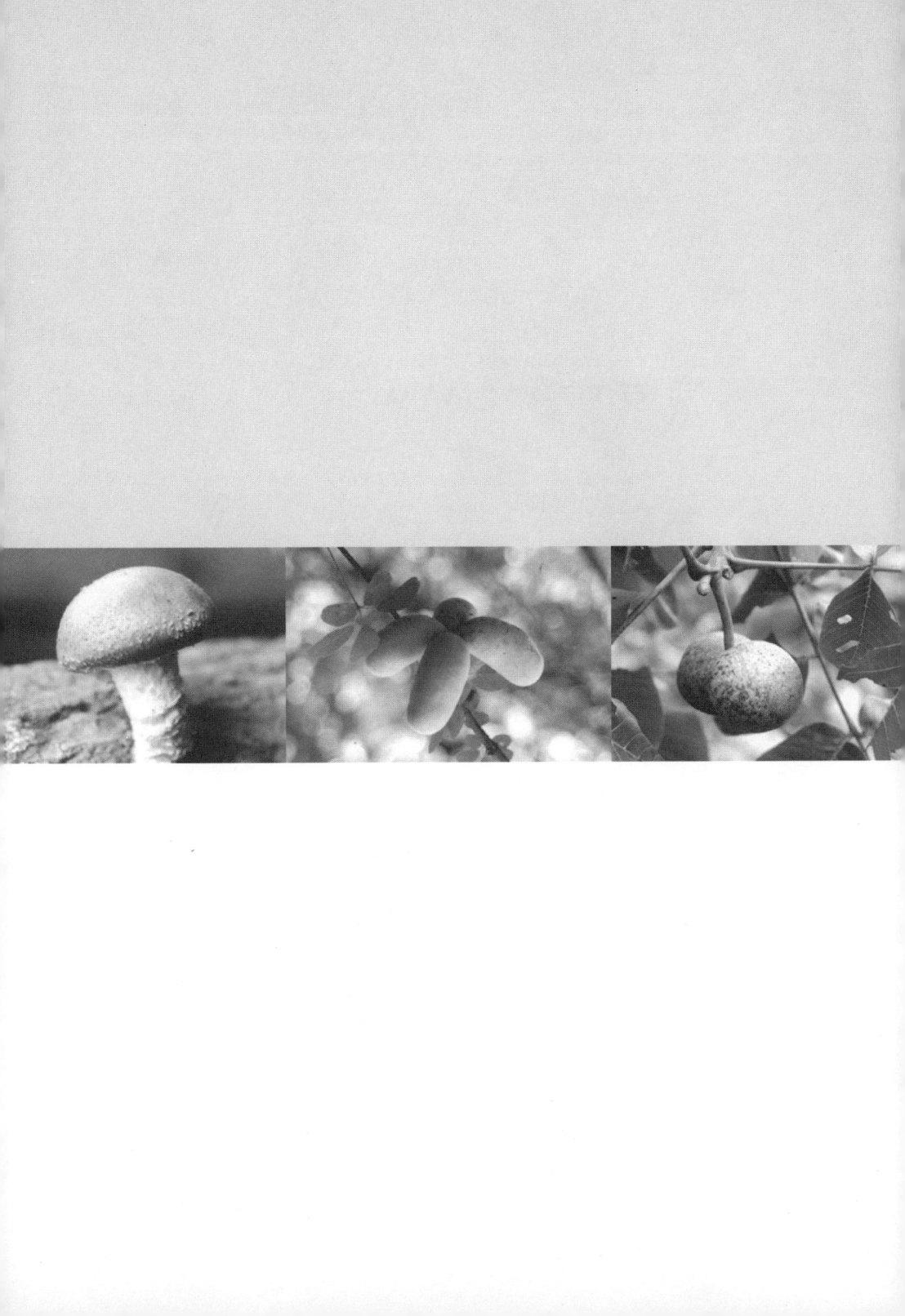

특별부록

관절염환자 건강 회복 사례

> 관절염환자 사례 #1

나는 전북 익산에 사는 김문홍이라는 사람으로 나이는 쉰 살입니다. 사람이 병 없고 건강하게 일생을 산다면 그것만큼 행복한 삶도 없을 것입니다. 나는 30~40대의 한창 시절을 관절염이라는 병마와 처절하게 싸우면서 보냈습니다. 내가 관절염에 걸린 것은 19년 전인 서른한 살 때입니다. 처음에는 양쪽 발목 부위가 부어오르면서 아파서 침을 맞고 약을 먹었습니다. 2년 동안 유명한 병원이나 한의원을 찾아다니며 온갖 약을 먹었지만 별효과가 없었습니다.

시간이 흐를수록 병이 낫기는커녕 더 심해졌습니다. 병원에서 주사를 맞으면 얼마 동안은 아프지 않다가 며칠 지나면 더 심하게 통증이 왔습니다. 아파서 일도 못하고 잠도 잘 수 없었고 심지어는 화장실에도 갈 수 없는 지경에 이르렀습니다. 병원에서 수술을 하면 나을 것이라 하여 발목 수술을 받았지만 낫기는커녕 통증만 더 심해졌습니다.

내가 관절염으로 고생한 이야기는 책으로 써도 족히 한 권 분량은 될 것입니다. 관절을 쓸 수 없으니 혼자서는 밥도 먹기 힘들고 화장실에도 잘 못 갈 지경이 되어 아무 일도 할 수가 없었고 직장을 가질 수도 없었습니다. 전국에 용하다는 의원을 찾아다니고 좋다는 약은 다 먹어 보았습니다. 고양이가 좋다고 해서 고수 십 마리를 먹었지만 소용이 없었고, 그 밖에 어떤 약도 어떤 민간요법도 나에게는 소용이 없었습니다.

관절염이 몹시 심해져서 무릎 관절 부위에 고름이 생긴다는 진단이 나와 어느 대학병원에서 두 번째 수술을 받았습니다. 수술을 받으면 좀 나으리라고 기대했지만 결과는 마찬가지였습니다. 발목이 부어오르고 통증이 계속되어 진통제로 하루하루를 지낼 수밖에 없었습니다.

거의 앉은뱅이나 다름없이 되었으니 일을 할 수가 없어 아내 혼자서 돈을 벌어 가계를 꾸려 나가니 집안 형편이 갈수록 더 나빠졌습니다. 완전히 쓸모없는 인간, 폐인이 된 거나 다름없게 되어버린 것입니다. 관절염이라는 지독한 병은 내 인생을 완전히 망가뜨려 놓았습니다.

그런 중에 잘 아는 사람이 민속한의원에서 약을 한번 먹어 보라고 권했습니다. 암, 중풍 같은 병도 잘 고치는데 관절염 같은 것은 아무리 심해도 잘 고친다는 것이었습니다. 나는 좋다는 약에 하도 많이 속아 본 터여서 반신반의하면서 민속한의원을 찾아갔습니다.

　민속한의원의 약은 유황을 먹여 키운 오리에 석룡자, 누에, 솔뿌리, 다슬기, 마늘, 파, 생강 같은 여러 가지 약재를 넣고 오랫동안 달인 약물이었습니다. 이 약을 먹으면서 마늘을 구워서 죽염에 찍어 하루에 15통에서 20통씩 먹었습니다.

　또 식이요법으로 체질에 맞지 않는 것과 가공식품, 깨끗하지 않은 식품, 오염된 식품을 일체 먹지 않고, 커피나 물, 차 대신에 느릅나무 뿌리껍질, 대추, 감초, 생강, 솔잎 같은 것을 넣고 끓인 물을 마셨습니다.

　특별한 비방이 아닌 것 같았지만 약을 먹는 동시에 마늘 먹기, 식이요법 등을 부지런히 했더니 2개월이 지나면서 관절 부위가 부어오르던 횟수가 차츰 줄어들기 시작했고 통증도 약해졌습니다. 16년 동안 온갖 방법을 써도 아무 효과가 없던 병이 낫기 시작한 것입니다. 나는 자신을 갖고 열심히 민속한의원에서 권하는 대로 했습니다.

　유황오리를 달인 약물과 마늘, 느릅나무 뿌리껍질 등을 달인 약차를 복용하며 치료를 시작한 지 5개월이 지나면서부터는 관절이 붓거나 아프거나 하던 증상이 씻은 듯이 없어졌습니다. 다른 사람들처럼 걸어보는 게 소원이었는데 마음대로 뛰어도 관절에 통증이 느껴지지 않았습니다. 그토록 오래 괴롭히던 관절염이 5개월 동안의 치료로 깨끗하게 나은 것입니다.

　관절염에서 해방된 뒤로 나는 직장을 구해 지금은 행복한 삶을 살고 있습니다. 평생 낫지 않은 관절염, 수십 년 애를 써도 잘 낫지 않은 관절염을 민속한의원에서 약을 지어 먹고 신통하게 잘 나았다는 말을 여러 사람한테서 들었습니다.

　내가 고통받을 때 뒷바라지하느라 고생한 아내와 좋은 약을 지어 주신 민속한의원에 감사드립니다.

관절염환자 사례 #2

　나는 마흔다섯 살 된 가정주부로 이름은 김수정입니다. 5년 전부터 팔다리가 쑤시고 저리는 증상이 있어서 심할 때에는 밤에 잠을 잘 수 없을 만큼 괴로웠습니다. 가까운 병원에 가서 진단을 받아 보았더니 나이 들면 으레 나타나는 신경통이라고 했습니다.

　병원에서 주사도 맞고 약도 먹었지만 별효과를 못 보았고 민간요법도 몇 가지 써 보았지만 약 먹을 당시에만 약간 통증이 가벼워지는 정도였습니다. 양약도 이것저것 먹었는데 위장만 나빠졌을 뿐이었습니다.

　양약을 오랫동안 먹으니 위장이 나빠져서 나중에는 속이 쓰리고 소화도 되지 않고 몸도 몹시 약해졌습니다.

　날이 흐리고 비가 오기라도 하면 팔, 다리, 허리, 어깨가 안 아픈 데가 없다시피 아팠습니다. 칼로 살을 베는 것 같기도 하고, 욱신욱신 쑤시기도 하여 견딜 수가 없었습니다. 병원 약이나 약국 약을 먹으면 먹고 나서 며칠 동안은 아프지 않다가 약을 끊으면 그 전보다 더 아팠습니다. 하도 아파서 죽고 싶은 마음이 든 적도 한두 번이 아니었습니다.

그런 중에 1996년 3월에 민속한의원에서 신경통이나 관절염을 잘 고친다는 소문을 듣고 찾아갔습니다. 그때까지 좋다는 약은 한약이건 양약이건 다 먹어 봤던 터라 크게 기대는 하지 않았습니다. 혹시라도 인연이 닿으면 효과를 볼 수도 있지 않겠냐는 심정이었습니다.

민속한의원에서 지어 준 약은 유황을 먹여 키운 오리에 동쪽으로 뻗은 솔뿌리, 우슬, 방풍 같은 약재를 넣고 달인 약이었습니다. 이 약과 함께 마늘을 구워서 죽염에 찍어 먹으라고 했습니다.

그 약을 먹기 시작한 뒤로 열흘 동안은 쑤시고 저린 증상이 더한 것 같았습니다. 그렇다고 일부러 지어 온 약을 안 먹을 수도 없어서 계속 복용했습니다. 통증이 심할 때에는 양약을 먹으면서 유황오리 약물도 같이 복용했습니다.

한달쯤 되면서부터 신경통 발작이 줄어들고 통증도 약해지기 시작했습니다. 두 달을 먹고 나니까 아프고 저린 증상이 거의 없어져서 이제는 살았구나 하는 마음이 들었습니다. 약사님은 병의 뿌리를 뽑으려면 두세 달 약을 더 먹어야 된다고 했지만 나는 이제 거의 나은 것 같아 그만 먹기로 했습니다.

그런데 약을 중단한 지 한달이 지나지 않아 다시 날이 궂으면 몸이 저릿저릿하고 욱신욱신 쑤시는 증상이 나타났습니다. 병뿌리가 뽑히지 않아서 다시 재발한 것입니다. 그러나 증상은 예전처럼 심하지는 않아 견딜 만했습니다.

어쩔 수 없이 다시 민속한의원을 찾아가서 한달치 약을 더 가져와 먹었습니다. 그뒤로 신경통 증상은 완전히 사라졌습니다. 요즈음은 어쩌다가 몸을 너무 무리하게 쓰면 약간 아픈 듯한 증세가 나타나지만 예전에 심하게 아플 때에 비하면 다 나은 것이나 다름이 없습니다. 앞으로 너무 힘든 일은 하지 말고 조심하기만 한다면 신경통으로 고생하는 일은 없을 것이라고 생각하고 있습니다.

좋은 약과 유명한 의사들이 많지만 신경통을 신통하게 고치는 약은 보지를 못했는데 민속한의원의 약은 확실히 신기할 정도로 효과가 있었습니다. 주된 재료가 동쪽으로 뻗은 솔뿌리라고 하는데 이 솔뿌리로 감주를 만들어 수시로 먹어도 산후풍, 신경통, 관절염에 매우 큰 효과를 볼 수 있다고 했습니다.

신경통으로 고생하는 많은 분들에게 제 얘기가 약간이나마 도움이 되기를 바랍니다. 또 좋은 약을 만들어주신 민속한의원, 그리고 남편을 비롯한 가족들에게 감사를 드립니다. 내 몸이 아프니까 가족들에게 소홀히 할 수밖에 없었는데 그런 나를 남편과 아이들은 이해해 주었습니다.

관절염환자 사례 #3

나는 나이가 일흔다섯이고 이름은 조복례입니다. 10년 넘게 관절염 때문에 걸음도 잘 걷지 못하고 집안일도 못하고 바깥에 산보 다니기도 어려운 형편이니 반병신이나 다름없었습니다.

병원 약도 많이 먹어 보고 한의원에서 약도 지어 먹어 봤으나 별효험이 없더군요. 나이가 많아서 오는 병은 고치기가 어렵다고들 그럽디다. 그래서 불편한 대로 살다가 죽는 수밖에 없다고 포기하고 지냈습니다.

그런데 날이 갈수록 관절 통증이 더 심해졌습니다. 무릎에 물이 고이고 퉁퉁 붓기도 하고 또 하도 아파서 잠을 제대로 못 자는 날이 많았습니다. 너무 아프니까 빨리 죽었으면 하는 바람뿐이었습니다. 몹시 아플 때는 관절 안 아프게 하는 약, 진통제 같은 것을 먹으면 금방 안 아프다가도 잠시 지나면 더 아팠습니다. 그런 약을 많이 먹으니 위장이 다 망가져서 자주 속도 쓰렸습니다.

그런 중에 며느리가 민속한의원에서 약을 지어 왔습니다. 토종 솔뿌리하고 오리, 마늘 같은 것을 넣고 달인 약이라는데 그걸 한달 동안 먹었습니다. 처음 열흘쯤 먹을 때까지는 아무 효과도 없는 것 같아 그만 먹으려 했으나, 양약은 효과가 금방 나타나지만 민간약이나 한약은 효과가 더디게 온다 하여 계속 먹었습니다.

약을 먹자 몸이 가벼워지는 것 같았고 쑤시고 아픈 것, 관절마디가 아픈 것이 조금씩 약해져서 이 약이 정말 효과가 있는가 보다 했습니다. 한달 먹었을 뿐인데 어쩌다가 날이 궂을 때 약간 관절이 좋지 않은 것 말고는 통증이 완전히 사라졌습니다. 관절염은 죽을 때까지 못 고친다고 하는데, 겨우 한달 먹고 거의 다 나아버린 것처럼 되었으니 놀랐습니다. 병원의 유명한 의사선생님들이 못 고친 것을 한달 약 먹고는 거짓말같이 나은 것입니다.

지금은 몸이 옛날 젊을 때처럼 좋지는 않지만 아파서 걸음도 못 걷던 때에 비하면 얼마나 좋은지 모르겠습니다. 며느리는 그 약을 한두 달 더 먹으면 젊을 때처럼 다리가 튼튼해질 것이라고 했지만 지금 불편 없이 활동하는데 뭐 일부러 더 먹을 필요가 있냐면서 그만두게 했습니다.

나이 많은 사람은 거의 대부분 관절염이 있거나 병이 한두 가지씩은 있습니다. 그 중에서도 제일 불편한 것이 관절염입니다. 얘기를 들으니까 민속한의원의 약을 먹고 관절염, 신경통, 디스크, 산후풍, 중풍을 고친 사람이 많았습니다. 암을 고친 사람도 많다고 들었습니다. 세상에 아픈 사람 고쳐 주는 것보다 더 좋은 일이 어디 있겠습니다.

좋은 약 많이 만들어서 아픈 사람 많이 고쳐 주기를 바랍니다.

관절염환자 사례 #4

나는 50대 가정주부로 이름은 김영숙입니다. 젊어서 아이를 낳고 나서 뭐가 잘못되었는지 산후풍이란 병으로 오랫동안 고생을 했습니다. 10년 동안 고통에 시달리면서 돈도 많이 썼습니다.

그런데 산후풍이라는 것이 사람은 아파서 죽을 지경인데 병원에서 검사를 해보면 아무 병명이 나오지를 않습니다. 약을 먹어도 낫지 않고 침을 맞아도 헛일이고 뜸을 떠도 소용없고……. 그렇다고 수술을 해서 아픈 데를 잘라 버릴 수도 없는 것이어서 날마다 산다는 게 지긋지긋한 지옥과 같았습니다.

내 증상은 이랬습니다. 초기에는 손발이 자꾸 저리고 시리더군요. 또 다른 사람은 춥지 않다는데 괜히 나는 몹시 떨리고 추웠습니다. 손발이 저린 증상이 차츰 자주 나타나더니 조금 지나니까 어깨, 허리, 팔 같은 데가 욱신욱신 쑤셨습니다. 아픈 데를 한참 주물러주면 조금 시원해지는 것 같다가 몸을 약간 무리하게 움직이면 그날은 통 잠을 잘 수 없을 만큼 아팠습니다. 이불을 두껍게 덮고 잠을 자도 손발이 시리고, 또 팔다리가 퉁퉁 붓기도 했습니다.

찜질도 하고 파스 같은 것도 많이 붙이고 병원약, 양약, 한약 등을 먹었으나 뚜렷하게 효과가 있는 약은 없었습니다. 평생을 고통받으며 살 수밖에 없을 거라는 생각을 하니 집안일도 싫어지고 남편과 아이들 보살피는 것도 귀찮게만 느껴졌습니다.

그런데 몇 년 전부터 무릎과 손가락, 팔목 같은 데가 아프고 퉁퉁 부어오르는 증상이 나타나서 병원에 갔더니 관절염 증상이 있다고 했습니다. 산후통에 관절염까지 겹친 것입니다.

남보기에는 멀쩡하면서도 나는 몸이 아파 죽을 지경이니 정신적인 고통도 견디기 힘들었습니다. 진통제, 수면제, 관절염약, 신경안정제 같은 온갖 양약들을 날마다 먹으니까 약독이 몸 안에 쌓여서 몸은 갈수록 더 나빠지고 위장도 나빠졌습니다. 그러던 중에 민속한의원에서 어려운 병을 잘 고친다는 얘기를 듣고 혹시나 하는 마음으로 약을 지어 먹었습니다. 유황을 먹여 기른 오리에 토종 솔뿌리, 마늘, 우슬, 방풍 같은 약재를 넣고 오랫동안 달인 것이었는데, 그 약을 먹으면서 식이요법으로 음식을 조절하고 또 수시로 오리국을 끓여 먹으라고 하더군요.

별로 기대를 하지 않고 약을 먹었는데 한 20일쯤 지나니까 희한하게도 쑤시고 저린 증상이 호전되기 시작하였습니다. 궂은 날에도 저리고 아픈 증세가 재발하지 않더군요. 체질에 따라 식이요법을 잘해야 한다기에 체질 식단표를 벽에 붙여놓고 내 체질에 이로운 음식만 먹으려고 노력했습니다. 내 체질은 소양 체질이어서 성질이 뜨거운 음식이나 약, 이를테면 인삼, 꿀 같은 것은 좋지 않고 보리, 콩 같은 것이 좋다고 하더군요. 식이요법을 하면서 약을 먹었기 때문에 효과가 빠른 것 같았습니다.

정주에 사는 언니가 관절염으로 고생이 심하다는 얘기를 듣고 언니를 모시고 민속한의원을 방문하여 약을 지어 복용하게 했습니다. 20일쯤 약을 먹고부터 효과를 보기 시작해서 3개월 간 약을 복용한 후에도 언니의 관절염 증상도 거의 나았습니다.

관절염환자 사례 #5

나는 경남 울산에 사는 가정주부입니다. 이름은 원순덕이고 나이는 서른넷입니다. 장사를 하면서 허리와 팔을 무리하게 쓴 것이 원인이 되어 허리가 아프고 다리가 저린 증상이 나타났습니다. 처음에는 몸을 무리할 때만 뻐근하게 아프곤 하던 것이 갈수록 더 심해져서 나중에는 허리를 굽히기도 어렵고 마음대로 돌아누울 수도 없는 지경이 되어 버렸습니다.

병원에서 진단을 받아 보니 디스크병이라고 했습니다. 의사선생님은 무리하지 말고 집에서 쉬는 것이 좋다고 했지만 가게를 운영하고 있는 형편이라 일을 그만둘 수는 없었습니다. 허리 아픈 데 좋다는 약을 이것저것 먹어 보기도 하면서 가게일을 계속 했습니다. 그러나 몸은 갈수록 더 약해지고 허리의 통증도 더 심해졌습니다. 누군가가 허리 아픈 병은 두 발로 걷는 인간한테 주어진 숙명이라고 했던가요. 어딜 가더라도 뚜렷한 치료법이 없으니 참고 허리를 무리하게 움직이지 않는 것 말고는 다른 방법이 없다고 했습니다.

그런 중에 이웃 사람한테서 민속한의원에서 허리 아픈 병이나 관절염, 디스크, 산후통 같은 것을 잘 고친다고 하니 한번 가보라는 얘기를 들었습니다. 1995년 12월에 나는 일부러 시간을 내서 갔습니다.

민속한의원의 약은 유황을 먹여 키운 오리에 금은화, 마늘, 느릅나무 뿌리껍질, 속단 같은 여러 가지 약재를 넣고 달인 것인데, 그걸 먹으면서 식이요법을 겸하라는 것이었습니다. 약을 한 달쯤 먹고 나니 허리 아프고 다리가 저린 증상이 현저하게 줄어들었습니다. 약을 먹으면서 될 수 있으면 허리를 쓰지 말라고 했으나 가게를 운영하는 나로서는 그럴 처지가 아니었습니다. 두 달쯤 약을 먹고 나니 그렇게도 고통스럽던 허리의 통증이 시원하게 없어졌습니다. 병이 다 나았는지는 알 수 없으나 허리가 아프고 다리가 저린 증상은 없어진 것입니다.

그 뒤로 몸을 무리하거나 일을 힘들게 하고 나면 허리가 묵직하고 뻐근한 증상이 약간 나타나기는 했으나 그런 것은 견딜 만했습니다. 예전에 비하면 다 나은 거나 다름없다고 할 수 있습니다. 가게에서 일하는 데에는 아무 지장이 없을 만큼 허리가 좋아졌습니다. 아마 3~4개월 약을 더 먹으면 완전하게 나을 것 같은데, 몸이 웬만큼 좋아지고 나니 약 먹기가 싫어져서 먹지 않고 있습니다.

참고문헌

- 『동의학사전』 북한과학백과사전출판사, 까치
- 『약초의 성분과 이용』 북한과학백과사전출판사
- 『동의보감』 허준
- 『향약집성방』 세종임금 편찬
- 『신약』 김일훈, 광제원
- 『신약본초』 김일훈, 광제원
- 『죽염요법』 김윤세, 광제원
- 『중약대사전』 상해인민출판사
- 『통풍 다스리기』 이은우, 도서출판 청산
- 『신경통백과』 김성윤 외, 민중서관
- 『루푸스』 김명자 외, 신광출판사
- 『아, 나의 아픈 허리여』 키에르난, 김관선 역, 지성사
- 『가정건강요법백과』 대광문화사
- 『동의학가정백과』 강병호 외, 푸른산
- 『골절학』 서울대학교의과대학 정형외과학교실, 일조각
- 『쑥뜸 치료법』 김용태, 서울문화사
- 『체질을 알면 건강이 보인다』 이명복, 대광출판사
- 『발이 만병을 고친다』 관유모, 도서출판 북피아
- 『국선도 1,2,3』 청산선사, 도서출판 국선도
- 『단법수련』 임상수, 나눔문화사
- 『수맥과 명당 길라잡이』 안국준, 태웅출판사
- 『숨쉬는 이야기』 임경택, 도서출판 명상
- 『침구대성교역』 양계주, 의성당
- 『최신 침구학』 임종국 외, 성보사 외 다수

우리 가족의 건강 지침서 태일 건강 총서

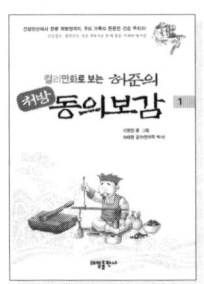

컬러만화로 보는 허준의 처방 동의보감 1·2
이정민 지음, 하태현 감수

재미있게 배우고 쉽게 활용하는 만화백과

정력과 활기를 주는 탕약에서부터 신체의 각 장부를 튼튼히 하는 보약까지 그 효능과 약재, 조제법이 허준의 동의보감 처방전을 중심으로 설명되어 있다. 일반인들에게는 어렵게 느껴졌던 동의보감의 원전이 단 몇 시간 만에 웃음과 재미로 독파될 것이다.

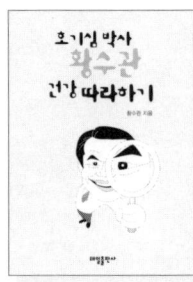

호기심박사 황수관의 건강 따라하기
황수관 지음

호기심박사 황수관의 건강비결과 노화방지법

건강비결은 특별한 것이 아니다. 아침 한끼와 웃음, 적당한 운동이 호기심 박사가 풀어주는 건강의 비밀이다. 황수관 박사와 함께 따라해 보는 매일매일의 건강치침서. 자신에게 맞는 운동법을 찾아볼 수 있으며, 건강에 관한 상식들이 재미있게 구성되어 있다.

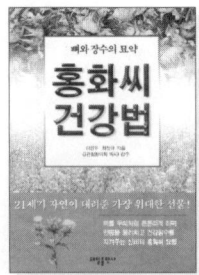

뼈와 장수의 묘약 홍화씨 건강법
이인우·최진규 지음, 김관호 감수

뼈를 무쇠처럼 튼튼히 하는 신비의 홍화씨 요법

부러진 뼈를 이어주고 골다공증을 고치는 데 신통한 효력이 있는 홍화씨. 이에 대한 연구 결과가 효능, 재배, 복용법과 함께 나와 있다. 뼈에 관련된 여러 질병의 예방법과 치료 사례들은 뼈의 질병으로 고생하는 사람들에게 좋은 희소식이 될 것이다.

초두루미 구관모의 옛날 식초 장수법
구관모 지음

당뇨, 고혈압, 비만 등 현대병을 치유하는 식초 요법

식초를 먹으면 질병을 원천적으로 예방하고 치료해주는 등 식초 한 병이 산삼 만 뿌리 이상의 효과가 있다고 밝혀져 있다. 가장 우수한 복합 효소 원액이 바로 우리 전통 식초 속에 들어 있기 때문이다. 식초의 효능과 식초 요법으로 병을 고친 사례, 천연식초를 만드는 방법이 소개되어 있다.

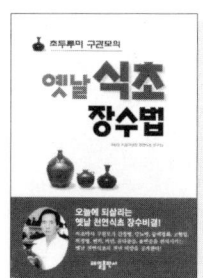

食은 운명을 좌우한다
미주노 남보꾸 지음, 다마이레이이치로 편저, 최진호 편역

운명의 길흉은 食으로 결정된다

인간 생명의 근본은 음식이다. 음식으로 천명을 얻기도 하고 병을 얻기도 한다. 인간의 빈부와 수명, 미래의 운명까지도 음식으로 예지할 수 있다. 음식을 절제하고 신중히 하면 신체가 건강해지고 기도 열리며 운도 스스로 트인다. 무절제한 현대인을 위한 식생활 지침서이다.

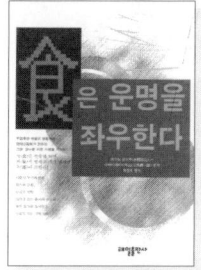

不老長生의 지혜
최진호 지음

세계 장수촌 사람들과 선인들에게서 캐낸 건강 장수의 비밀

노화와 장수에 대한 20여년 연구의 성과물을 모았다. 인간의 수명은 식생활과 운동 등을 통해 연장될 수 있으며, 자연에 순응하는 신토불이의 삶이 천수를 누리는 열쇠가 되고 있다. 장수를 위한 운동과 성생활, 노인 치매의 예방과 치료, 선사의 식생활 등이 자세히 소개되어 있다.

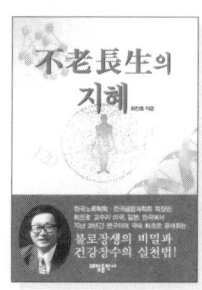